Marco Costamagna

ESAMI del SANGUE

"Guida Completa all'Interpretazione
degli Esami Ematici"

Marco Costamagna

ESAMI del SANGUE

"Guida Completa all'Interpretazione
degli Esami Ematici"

1° Edizione - Giugno 2023

ISBN: 9798397409353
Independently published

Indice

Disclaimer

L'autore di questo libro desidera fornire un chiarimento importante riguardo alle informazioni presentate all'interno di questa opera. Si prega di leggere attentamente il seguente disclaimer in quanto esso stabilisce i limiti e le responsabilità associate all'utilizzo delle informazioni contenute nel testo.

1. Scopi informativi: Questo libro è stato scritto con l'intento di fornire informazioni generali e conoscenze di base relative all'analisi dei dati del sangue. Le informazioni qui presentate non sono intese a sostituire il consiglio medico professionale, né a diagnosticare, trattare o curare alcuna malattia o condizione medica. Si consiglia vivamente di consultare un medico o un professionista sanitario qualificato prima di prendere qualsiasi decisione riguardante la propria salute basandosi esclusivamente sulle informazioni fornite in questo libro.

2. Limiti delle informazioni: Le informazioni contenute in questo libro sono basate sulle conoscenze scientifiche e le ricerche disponibili al momento della sua pubblicazione. Tuttavia, la scienza e la medicina sono campi in continua evoluzione, e nuove scoperte potrebbero render obsolete alcune parti di questo libro o richiedere una revisione delle informazioni presentate. Pertanto, si consiglia ai lettori di verificare sempre l'attualità delle informazioni presso fonti affidabili e di fare riferimento a professionisti medici qualificati per eventuali aggiornamenti o questioni specifiche riguardanti la propria salute.

3. Variazioni individuali: Ogni individuo è unico e può reagire in modo diverso a varie condizioni e trattamenti. Le informazioni presentate in questo libro sono di carattere generale e potrebbero non essere applicabili a tutte le persone. È fondamentale tenere conto delle proprie specifiche condizioni di salute, di eventuali terapie in corso e di altri fattori rilevanti per prendere decisioni appropriate riguardo alla propria salute.

4. Responsabilità dell'autore: L'autore ha compiuto ogni ragionevole sforzo per garantire l'accuratezza delle informazioni presentate in questo libro. Tuttavia, non può essere ritenuto responsabile di eventuali errori, omissioni, interpretazioni errate o conseguenze derivanti dall'uso improprio delle informazioni fornite. L'autore non si assume alcuna responsabilità legale o medica per qualsiasi danno o perdita derivante dall'uso di questo libro.

5. Consulenza medica: Si sottolinea ancora una volta l'importanza di consultare un medico o un professionista sanitario qualificato per qualsiasi questione riguardante la propria salute. Nessuna informazione contenuta in questo libro dovrebbe essere interpretata come una consulenza medica personale o professionale. L'autore incoraggia vivamente i lettori a cercare il parere di professionisti medici qualificati prima di intraprendere qualsiasi azione basata sulle informazioni presentate in questo libro.

Leggendo questo libro, si accettano le condizioni e i limiti stabilite.

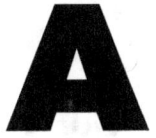

Acido Folico

L'acido folico, noto anche come vitamina B9, è una vitamina idrosolubile che svolge un ruolo essenziale nella sintesi del DNA, nella formazione dei globuli rossi e nel corretto sviluppo del sistema nervoso del feto durante la gravidanza.

Il test dell'acido folico viene utilizzato per misurare i livelli di questa vitamina nel sangue. Bassi livelli di acido folico possono indicare una carenza di questa vitamina, che può essere causata da una dieta povera di alimenti ricchi di acido folico, dall'alcolismo cronico, da problemi di assorbimento dell'intestino o da condizioni mediche specifiche.

I valori di riferimento per l'acido folico possono variare a seconda del laboratorio e del metodo di misurazione utilizzato. In generale, i livelli normali di acido folico nel sangue sono compresi tra 2 e 20 ng/mL (nanogrammi per millilitro).

È importante notare che la carenza di acido folico può causare una serie di sintomi, tra cui affaticamento, debolezza, problemi digestivi, disturbi neurologici e, nelle donne in gravidanza, aumenta il rischio di difetti del tubo neurale nel feto.

Acido valproico

L'acido valproico è un farmaco antiepilettico utilizzato per il trattamento di diverse condizioni neurologiche, tra cui l'epilessia. Può anche essere prescritto per il trattamento del disturbo bipolare e per la profilassi dell'emicrania.

L'acido valproico agisce aumentando l'attività di un neurotrasmettitore chiamato acido gamma-aminobutirrico (GABA) nel cervello, riducendo l'attività elettrica anormale che può causare convulsioni o episodi di mania nel disturbo bipolare.

Come con qualsiasi farmaco, l'acido valproico può causare effetti collaterali. Alcuni dei più comuni includono sonnolenza, vertigini, aumento di peso, tremori, problemi di coordinazione e disturbi gastrointestinali come nausea o vomito. È importante seguire attentamente le istruzioni del medico e segnalare eventuali effetti collaterali o sintomi sospetti durante l'assunzione del farmaco.

Prima di assumere l'acido valproico, è fondamentale discutere con il medico di eventuali condizioni preesistenti, farmaci o allergie, in quanto potrebbero verificarsi interazioni o controindicazioni. Il dosaggio e la durata del trattamento saranno stabiliti dal medico in base alle esigenze individuali del paziente. Si consiglia di seguire sempre le indicazioni del medico e di non interrompere improvvisamente l'assunzione del farmaco senza consultarlo prima.

Acido vanil mandelico

L'acido vanilmandelico (VMA) è un metabolita dell'adrenalina e della noradrenalina, due importanti ormoni e neurotrasmettitori coinvolti nella risposta allo stress e nella regolazione del sistema nervoso simpatico.

La misurazione dell'acido vanilmandelico nelle urine può essere utilizzata come test diagnostico per valutare la presenza di tumori neuroendocrini, in particolare il feocromocitoma, che è un tumore delle cellule cromaffini del surrene che produce eccessive quantità di adrenalina e noradrenalina.

Il test dell'acido vanilmandelico viene eseguito su campioni di urine raccolti nelle 24 ore. Livelli elevati di acido vanilmandelico possono indicare un'eccessiva produzione di adrenalina e noradrenalina, suggerendo la presenza di un feocromocitoma o di altre condizioni che coinvolgono un'eccesso di questi neurotrasmettitori.

Tuttavia, è importante sottolineare che l'acido vanilmandelico può essere influenzato da vari fattori, come l'assunzione di alcuni farmaci e la dieta.

AGA IgA

AGA IgA (Anticorpi anti-gliadina IgA) è un test sierologico utilizzato per la diagnosi e il monitoraggio della malattia celiaca. La malattia celiaca è un disturbo autoimmune in cui il sistema immunitario reagisce in modo anomalo al glutine, una proteina presente nel grano, nell'orzo e nella segale. Gli anticorpi anti-gliadina IgA sono prodotti in risposta alla presenza di gliadina, una componente del glutine.

Il test AGA IgA rileva la presenza di anticorpi IgA specifici contro la gliadina nel sangue. Un risultato positivo può indicare la possibile presenza di malattia celiaca o una sensibilità al glutine. Tuttavia, è importante sottolineare che gli anticorpi anti-gliadina IgA possono essere presenti anche in altre condizioni, come l'infezione o l'infiammazione intestinale, e che la loro presenza non è specifica solo per la malattia celiaca.

Di solito, il test AGA IgA viene utilizzato in combinazione con altri test sierologici, come il test degli anticorpi anti-transglutaminasi tissutale (anti-TG2) e gli anticorpi anti-endomisio (EMA), insieme alla valutazione clinica e, se necessario, alla biopsia intestinale per la diagnosi definitiva della malattia celiaca.

AGA IgG

AGA IgG (Anticorpi anti-gliadina IgG) è un test sierologico utilizzato per la diagnosi e il monitoraggio della malattia celiaca. La malattia celiaca è un disturbo autoimmune in cui il sistema immunitario reagisce in modo anomalo al glutine, una proteina presente nel grano, nell'orzo e nella segale. Gli anticorpi anti-gliadina IgG sono prodotti in risposta alla presenza di gliadina, una componente del glutine.

Il test AGA IgG rileva la presenza di anticorpi IgG specifici contro la gliadina nel sangue. Un risultato positivo può indicare la possibile presenza di malattia celiaca o una sensibilità al glutine. Tuttavia, è importante sottolineare che gli anticorpi anti-gliadina IgG possono essere presenti anche in altre condizioni, come l'infezione o l'infiammazione intestinale, e che la loro presenza non è specifica solo per la malattia celiaca.

Di solito, il test AGA IgG viene utilizzato in combinazione con altri test sierologici, come il test degli anticorpi anti-transglutaminasi tissutale (anti-TG2) e gli anticorpi anti-endomisio (EMA), insieme alla valutazione clinica e, se necessario, alla biopsia intestinale per la diagnosi definitiva della malattia celiaca.

È importante consultare un medico specializzato, come un gastroenterologo o un immunologo, per una corretta interpretazione dei risultati del test e per una valutazione completa della malattia celiaca o di altre condizioni correlate al glutine. La gestione della malattia celiaca coinvolge solitamente l'adozione di una dieta senza glutine rigorosa, che richiede l'eliminazione completa del glutine dalla dieta. Un dietista specializzato nella gestione della malattia celiaca può fornire ulteriori indicazioni sulla dieta e sulla gestione della condizione.

Alcolemia

L'alcolemia è un termine che indica la quantità di alcol presente nel sangue. Viene misurata attraverso un esame chiamato etilometria o dosaggio alcolemico. L'alcolemia viene espressa solitamente in milligrammi di alcol per decilitro di sangue (mg/dL) o in grammi per litro di sangue (g/L).

I livelli di alcolemia possono variare in base alla quantità di alcol consumata, alla velocità di assorbimento e metabolismo dell'alcol da parte dell'organismo, al peso corporeo, al sesso e ad altri fattori individuali.

I limiti legali dell'alcolemia possono variare da paese a paese e in base al contesto, ad esempio alla guida di veicoli. In molti paesi, un livello di alcolemia superiore a 0,5 g/L (ovvero 0,05%) è considerato un limite legale per la guida di veicoli.

Tuttavia, è importante notare che anche livelli inferiori di alcolemia possono influenzare le capacità cognitive e motorie, aumentando il rischio di incidenti e compromettendo la sicurezza. Pertanto, è sempre consigliabile evitare di assumere alcol prima di compiere attività che richiedono concentrazione e coordinazione, come la guida.

Alfa 1 antitripsina

L'alfa-1-antitripsina (AAT) è una proteina prodotta dal fegato e rilasciata nel flusso sanguigno. La sua principale funzione è quella di proteggere i tessuti del corpo da enzimi distruttivi chiamati proteasi, che possono danneggiare i polmoni e altri organi.

L'AAT svolge un ruolo chiave nel mantenimento dell'equilibrio tra proteasi e antiproteasi nel corpo. Proteasi come la neutrofil elastasi possono essere prodotte in eccesso in alcune condizioni e possono danneggiare i tessuti dell'organismo. L'AAT inibisce l'attività di queste proteasi, proteggendo così i tessuti dagli effetti dannosi.

La carenza di alfa-1-antitripsina è una condizione genetica che può portare a un'incapacità dell'organismo di produrre una quantità sufficiente di questa proteina. La carenza di AAT può causare problemi respiratori, come enfisema e broncopneumopatia cronica ostruttiva (BPCO), poiché i polmoni sono meno protetti dalle proteasi.

Il test dell'alfa-1-antitripsina viene utilizzato per valutare i livelli di questa proteina nel sangue. È spesso richiesto in caso di sospetta carenza di AAT o per monitorare la condizione in pazienti già diagnosticati. I risultati del test vengono confrontati con i range di riferimento normali per determinare se i livelli di AAT sono nella norma o se vi è una carenza.

È importante consultare un medico per l'interpretazione dei risultati del test dell'alfa-1-antitripsina e per discutere delle implicazioni cliniche. La gestione della carenza di AAT può richiedere una terapia specifica e un adeguato follow-up medico.

Alfa 1 glicoproteina acida

L'alfa-1-glicoproteina acida (AGP), nota anche come orosomucoide, è una proteina prodotta principalmente dal fegato e viene rilasciata in risposta a processi infiammatori o ad altre condizioni patologiche. L'AGP svolge diverse funzioni nel sistema immunitario e nel processo infiammatorio.

Il dosaggio dell'AGP viene spesso incluso in una serie di esami del sangue per valutare la presenza e l'intensità di un processo infiammatorio nel corpo. I livelli di AGP possono essere aumentati in diverse condizioni, tra cui infezioni, malattie autoimmuni, artrite reumatoide, cancro, traumi o dopo interventi chirurgici.

È importante notare che i livelli di AGP possono variare anche in base a fattori come l'età, il sesso e l'assunzione di alcuni farmaci. Pertanto, l'interpretazione dei risultati dell'AGP dovrebbe essere fatta da un medico o da un professionista sanitario, che prenderà in considerazione anche altri esami e sintomi clinici per formulare una diagnosi accurata.

L'AGP non è specifico per una particolare condizione o malattia, ma i livelli elevati possono fornire indicazioni sull'esistenza di un processo infiammatorio o sulla gravità di una malattia. Tuttavia, i risultati dell'AGP devono essere valutati insieme ad altri esami del sangue e alla storia clinica del paziente per ottenere una valutazione completa.

Alfa 2 macroglobulina

L'alfa-2-macroglobulina è una proteina presente nel sangue che svolge diversi ruoli importanti nel sistema immunitario e nella regolazione dell'omeostasi. È prodotta principalmente dal fegato e viene rilasciata nel flusso sanguigno.

L'alfa-2-macroglobulina agisce come una proteina di trasporto, legando e trasportando diverse molecole nel sangue. Inoltre, ha proprietà anti-infiammatorie e protegge dai danni dei radicali liberi. Partecipa anche al sistema di difesa del corpo, inattivando enzimi proteolitici e interagendo con componenti del sistema del complemento.

I livelli di alfa-2-macroglobulina nel sangue possono essere influenzati da vari fattori, come l'età, il sesso, l'infiammazione, la gravidanza e alcune malattie. Aumenti o diminuzioni dei livelli di alfa-2-macroglobulina possono essere indicativi di condizioni mediche specifiche e possono essere valutati insieme ad altri esami del sangue per ottenere un quadro completo della salute del paziente.

La misurazione dei livelli di alfa-2-macroglobulina può essere richiesta come parte di un esame diagnostico generale o specifico, o per monitorare il progresso di determinate condizioni mediche. La valutazione dei risultati del test richiede una valutazione clinica completa e una considerazione dei sintomi e delle condizioni individuali del paziente.

Alfa-fetoproteina (AFP)

L'alfa-fetoproteina (AFP) è una proteina prodotta durante lo sviluppo del feto nel fegato e nel tratto gastrointestinale. I livelli di AFP nel sangue di un individuo sono generalmente molto bassi o indetectabili dopo la nascita. Tuttavia, in alcuni casi, livelli elevati di AFP nel sangue possono essere indicativi di determinate condizioni mediche.

Il test dell'AFP viene spesso utilizzato come marcatori tumorali per il carcinoma epatocellulare (tumore maligno del fegato) e per il tumore del sacco vitellino, una forma rara di cancro che si verifica principalmente nei bambini. Inoltre, l'AFP può essere utilizzata nel monitoraggio del trattamento e nella valutazione della risposta al trattamento per queste condizioni.

Al di fuori del contesto dei tumori, livelli elevati di AFP possono essere associati a condizioni come la gravidanza (in particolare durante il primo trimestre), difetti del tubo neurale del feto (come la spina bifida), difetti congeniti dell'intestino e del rene, cirrosi epatica, epatite cronica e altre malattie del fegato.

I valori di riferimento per l'AFP possono variare a seconda del laboratorio e del metodo di misurazione utilizzato. È importante consultare i valori di riferimento specifici del laboratorio che ha eseguito il test per una corretta interpretazione dei risultati.

ALP (Alcalino Fosfatasi)

ALP (Alkaline Phosphatase) è un enzima presente in vari tessuti del corpo, inclusi fegato, ossa, intestino e placenta nelle donne in gravidanza. Un esame del sangue che misura i livelli di ALP è chiamato test dell'alfa-fosfatasi o test ALP.

I valori di riferimento per i livelli di ALP possono variare leggermente a seconda del laboratorio e del metodo di misurazione utilizzato. In generale, i range di riferimento comuni per ALP sono:

- Range normale: 20-140 unità per litro (U/L) per gli adulti.

L'aumento dei livelli di ALP nel sangue può essere indicativo di diverse condizioni, tra cui:

1. Malattie del fegato: come l'epatite, la cirrosi epatica, l'insufficienza epatica e le malattie biliari.

2. Malattie ossee: come l'osteoporosi, l'osteomalacia, il cancro osseo, le metastasi ossee o altre condizioni che coinvolgono la formazione o la rimodellazione ossea.

3. Malattie delle vie biliari: come calcoli biliari, colangite, colangiocarcinoma o altre condizioni che causano ostruzione delle vie biliari.

4. Malattie intestinali: come la malattia infiammatoria intestinale (come la colite ulcerosa o la malattia di Crohn) o il morbo celiaco.

5. Malattie renali: come l'insufficienza renale cronica o l'osteodistrofia renale.

6. Gravidanza: i livelli di ALP possono essere leggermente elevati durante la gravidanza a causa della produzione da parte della placenta.

È importante notare che l'aumento dei livelli di ALP può essere dovuto a molte altre condizioni e che il test ALP non fornisce una diagnosi specifica della causa sottostante. Ulteriori test e valutazioni cliniche possono essere necessari per identificare la causa esatta e determinare il trattamento appropriato.

Se i risultati del test ALP sono anomali, è consigliabile consultare un medico o un professionista sanitario per una corretta interpretazione dei risultati e una valutazione clinica completa.

Amilasi

L'amilasi è un enzima prodotto principalmente dal pancreas e dalle ghiandole salivari. È coinvolta nella digestione dei carboidrati complessi, come l'amido e il glicogeno, trasformandoli in zuccheri più semplici come il maltosio e il glucosio.

Esistono due tipi principali di amilasi: l'amilasi salivare (o ptialina) e l'amilasi pancreatica. L'amilasi salivare viene secreta nella saliva e inizia l'azione digestiva nel cavo orale, mentre l'amilasi pancreatica viene rilasciata nel duodeno come parte del processo di digestione nel tratto gastrointestinale.

L'amilasi può essere misurata attraverso un esame del sangue o delle urine per valutare la funzionalità del pancreas e diagnosticare eventuali disturbi pancreatici. Un aumento dei livelli di amilasi nel sangue o nelle urine può essere indicativo di un danno o di una malattia al pancreas, come la pancreatite acuta o cronica. Tuttavia, i livelli di amilasi possono anche essere influenzati da altre condizioni, come la salivazione e le malattie delle ghiandole salivari.

I valori normali di amilasi possono variare a seconda del laboratorio e del metodo di misurazione utilizzato. Di solito, si considerano range di riferimento per l'amilasi nel sangue tra 30 e 110 unità per litro (U/L).

Ammoniemia

L'ammoniemia è un esame di laboratorio che misura la concentrazione di ammonio nel sangue. L'ammonio è un prodotto di scarto del metabolismo delle proteine e viene normalmente convertito in urea nel fegato per essere eliminato dal corpo attraverso l'urina.

Livelli elevati di ammonio nel sangue, chiamati iperammoniemia, possono essere indicativi di un'anomalia nel metabolismo dell'ammonio o di una disfunzione del fegato. Le cause più comuni di iperammoniemia includono:

1. Insufficienza epatica: Quando il fegato non è in grado di elaborare adeguatamente l'ammonio, si verifica un accumulo nel sangue.

2. Malattie genetiche del metabolismo dell'ammonio: Esistono alcune condizioni genetiche rare, come la malattia del ciclo dell'urea, che causano difetti enzimatici che rendono difficile per il corpo convertire l'ammonio in urea.

3. Insufficienza renale: I reni sono responsabili dell'escrezione dell'urea, quindi l'insufficienza renale può portare all'accumulo di ammonio nel sangue.

4. Emorragia gastrointestinale: In caso di sanguinamento nell'apparato digerente, l'emoglobina viene degradata e l'ammonio viene liberato nel flusso sanguigno.

5. Altre condizioni mediche: Alcune malattie ereditarie, infezioni gravi, alcune terapie farmacologiche o tossicità da sostanze come alcool o farmaci possono causare un aumento dei livelli di ammonio nel sangue.

Livelli elevati di ammoniemia possono portare a sintomi come confusione mentale, letargia, irritabilità, nausea e vomito. In casi gravi, l'iperammoniemia può causare danni cerebrali, coma e persino essere potenzialmente letale.

La valutazione dei livelli di ammoniemia è un test di laboratorio importante per diagnosticare e monitorare le condizioni associate all'accumulo di ammonio nel sangue. La gestione dell'iperammoniemia dipende dalla causa sottostante e può includere trattamenti come modifiche dietetiche, farmaci per ridurre i livelli di ammonio, trattamenti di supporto e, in alcuni casi, trapianto di fegato.

Anticorpi anti cardiolipina

Gli anticorpi anti-cardiolipina sono autoanticorpi diretti contro la cardiolipina, un componente presente nella membrana delle cellule. La presenza di questi anticorpi può essere rilevata mediante un test di laboratorio chiamato "test degli anticorpi anti-cardiolipina" o ACL.

Gli anticorpi anti-cardiolipina sono spesso associati a condizioni autoimmune, come il lupus eritematoso sistemico (LES), e sono anche considerati uno dei criteri diagnostici per il disturbo autoimmune chiamato "sindrome antifosfolipidica" (APS). La sindrome antifosfolipidica è caratterizzata dalla presenza di anticorpi antifosfolipidi nel sangue, tra cui gli anticorpi anti-cardiolipina, e può essere associata a coagulazione anomala e problemi di gravidanza.

La presenza di anticorpi anti-cardiolipina può essere rilevata tramite test di laboratorio, che misurano la quantità di anticorpi presenti nel sangue.

Anticorpi anti DNA nativo

Gli anticorpi anti-DNA nativo sono un tipo di anticorpi che prendono di mira il DNA nativo, cioè il DNA a doppio filamento non denaturato. La presenza di questi anticorpi nel sangue è spesso associata a una serie di malattie autoimmuni, in particolare al lupus eritematoso sistemico (LES).

Il lupus eritematoso sistemico è una malattia autoimmune cronica in cui il sistema immunitario attacca i tessuti sani del corpo, compresi la pelle, le articolazioni, i reni, il cuore, i polmoni e il cervello. Gli anticorpi anti-DNA nativo sono uno dei marcatori autoimmuni principali nel LES e la loro presenza può essere utilizzata come uno dei criteri diagnostici per la malattia.

Il test degli anticorpi anti-DNA nativo viene eseguito per rilevare la presenza di questi anticorpi nel sangue. È un test specifico per il lupus eritematoso sistemico, ma va considerato come un elemento diagnostico aggiuntivo e non come unico criterio per la diagnosi. Altri test immunologici e criteri clinici devono essere considerati insieme per una diagnosi accurata.

La presenza degli anticorpi anti-DNA nativo nel sangue può variare nel corso della malattia e la loro quantità può essere correlata all'attività del lupus. Tuttavia, è importante notare che questi anticorpi possono essere rilevati anche in altre condizioni autoimmuni e non autoimmuni, quindi una valutazione completa del quadro clinico del paziente è essenziale per una diagnosi appropriata.

Anticorpi anti DNASI

Gli anticorpi anti-DNASI (Anti-DNase B) sono anticorpi che prendono di mira l'enzima DNAsi B, anche conosciuto come desossiribonucleasi B. Questo enzima è coinvolto nella degradazione del DNA e la presenza di anticorpi anti-DNASI può essere indicativa di una serie di condizioni cliniche, in particolare la febbre reumatica e la glomerulonefrite post-streptococcica.

La febbre reumatica è una malattia infiammatoria acuta che può svilupparsi dopo un'infezione da Streptococcus pyogenes, il batterio responsabile delle infezioni da streptococco. La glomerulonefrite post-streptococcica è una complicanza che può verificarsi a seguito di un'infezione streptococcica e coinvolge l'infiammazione dei glomeruli renali.

Il test degli anticorpi anti-DNASI viene utilizzato per rilevare la presenza di questi anticorpi nel sangue. Un risultato positivo può indicare una recente infezione da Streptococcus pyogenes o una storia di infezione passata. Gli anticorpi anti-DNASI possono persistere nel sangue per diversi mesi dopo l'infezione e il loro dosaggio può essere utile nella valutazione del coinvolgimento renale nella glomerulonefrite post-streptococcica.

È importante sottolineare che gli anticorpi anti-DNASI non sono specifici solo per la febbre reumatica e la glomerulonefrite post-streptococcica, ma possono essere presenti anche in altre condizioni cliniche. Pertanto, il test degli anticorpi anti-DNASI deve essere interpretato in combinazione con l'insieme completo dei sintomi, la storia clinica del paziente e altri esami di laboratorio pertinenti per una diagnosi accurata.

La gestione della febbre reumatica e della glomerulonefrite post-streptococcica prevede solitamente il trattamento delle infezioni streptococciche sottostanti, il controllo dei sintomi e il monitoraggio del coinvolgimento renale.

Anticorpi anti echinococco

Gli anticorpi anti-echinococco si riferiscono agli anticorpi prodotti dal sistema immunitario in risposta all'infezione da Echinococcus, un genere di parassiti appartenenti alla classe dei cestodi. Questi parassiti possono infettare l'uomo e altri animali, causando la malattia chiamata echinococcosi.

Il test per gli anticorpi anti-echinococco viene spesso utilizzato per diagnosticare l'echinococcosi e valutare l'efficacia del trattamento. Il test può rilevare la presenza di anticorpi specifici diretti contro l'echinococco nel sangue del paziente.

Tuttavia, è importante notare che la presenza di anticorpi anti-echinococco non indica necessariamente la presenza di un'infezione attiva o di sintomi clinici. Gli anticorpi possono rimanere nel sangue anche dopo l'eliminazione dell'infezione o in caso di infezione passata.

Anticorpi anti endomisio (EMA)

Gli anticorpi anti-endomisio (EMA, dall'inglese anti-endomysial antibodies) sono un tipo di anticorpi che prendono di mira gli antigeni presenti nel tessuto endomisiale, uno strato di tessuto muscolare che circonda le fibre muscolari nell'intestino tenue. La presenza degli EMA nel sangue è fortemente associata a una malattia autoimmune chiamata malattia celiaca.

La malattia celiaca è una condizione in cui il sistema immunitario reagisce in modo anormale al glutine, una proteina presente nel grano, nella segale e nell'orzo. Questa reazione immunitaria provoca danni all'intestino tenue e interferisce con l'assorbimento dei nutrienti. Gli EMA sono considerati uno dei marcatori più specifici per la diagnosi della malattia celiaca.

Il test degli EMA viene eseguito per rilevare la presenza di questi anticorpi nel sangue. È un test altamente sensibile e specifico per la malattia celiaca e può aiutare a confermare la diagnosi quando combinato con altri esami di laboratorio, come il test degli anticorpi anti-transglutaminasi tissutale (tTG) e l'esame istologico del tessuto intestinale mediante biopsia.

La presenza degli EMA nel sangue, insieme ad altri fattori clinici e di laboratorio, può supportare la diagnosi di malattia celiaca. La gestione della malattia celiaca comporta generalmente l'adozione di una dieta senza glutine a vita, in cui vengono eliminati completamente il grano, la segale, l'orzo e tutti i loro derivati. Un dietista specializzato nella gestione della malattia celiaca può fornire una guida dettagliata sulla dieta senza glutine e sulle scelte alimentari sicure.

Anticorpi anti HIV

Gli anticorpi anti-HIV sono anticorpi prodotti dal sistema immunitario in risposta all'infezione da HIV (virus dell'immunodeficienza umana). Questi anticorpi sono diretti contro specifici antigeni virali e possono essere rilevati tramite test di screening dell'HIV.

I test anticorpali per l'HIV sono il metodo più comune per la diagnosi dell'infezione da HIV. Questi test cercano la presenza di anticorpi anti-HIV nel sangue, nel siero o nel plasma. Gli anticorpi anti-HIV di tipo IgG e IgM possono essere rilevati nel sangue durante le fasi acute, croniche e di latenza dell'infezione da HIV.

È importante notare che i test anticorpali per l'HIV non rilevano direttamente il virus, ma piuttosto gli anticorpi prodotti dall'organismo in risposta all'infezione. Ciò significa che i test anticorpali possono richiedere un certo periodo di tempo (noto come finestra di sieroconversione) per diventare positivi dopo l'infezione iniziale.

Per confermare una diagnosi di infezione da HIV, i risultati positivi ai test anticorpali devono essere confermati da test ulteriori, come il test Western blot o il test di amplificazione degli acidi nucleici (NAT), che possono rilevare direttamente il virus o i suoi componenti genetici.

Anticorpi anti nucleo (ANA)

Gli anticorpi anti-nucleo (ANA, dall'inglese anti-nuclear antibodies) sono un gruppo di anticorpi che possono essere presenti nel sangue di individui affetti da determinate malattie autoimmuni, come il lupus eritematoso sistemico (LES) e altre malattie del tessuto connettivo.

Gli anticorpi anti-nucleo prendono di mira i componenti cellulari del nucleo delle cellule, come l'acido desossiribonucleico (DNA) e le proteine associate, come l'istone. La loro presenza può essere rilevata mediante un test di immunofluorescenza indiretta su cellule umane, in cui il siero del paziente viene esposto a cellule umane che esprimono gli antigeni nucleolari. Se gli anticorpi anti-nucleo sono presenti nel siero, si legano alle cellule e possono essere visualizzati al microscopio tramite marcatori fluorescenti.

Tuttavia, è importante sottolineare che la presenza di anticorpi anti-nucleo non è specifica per una singola malattia e non conferma una diagnosi specifica di LES o di altre malattie autoimmuni. Gli anticorpi anti-nucleo possono essere presenti anche in altre condizioni, come infezioni virali, malattie autoimmuni non sistemiche o in individui sani.

La valutazione clinica complessiva, che include la storia medica del paziente, i sintomi, gli esami di laboratorio e l'esame fisico, è necessaria per una diagnosi accurata delle malattie autoimmuni. Se il test degli anticorpi anti-nucleo risulta positivo, il medico potrebbe richiedere ulteriori test specifici per determinare la causa dei sintomi e guidare il percorso diagnostico e terapeutico.

Anticorpi anti mitocondri (AMA)

Gli anticorpi anti-mitocondri (AMA, dall'inglese anti-mitochondrial antibodies) sono un tipo di anticorpi che prendono di mira gli antigeni presenti nei mitocondri, le piccole strutture all'interno delle cellule che svolgono un ruolo cruciale nella produzione di energia. Gli AMA sono associati principalmente a una malattia autoimmune chiamata cirrosi biliare primitiva (CBP).

La CBP è una malattia cronica del fegato in cui il sistema immunitario attacca e danneggia i dotti biliari all'interno del fegato. Gli AMA sono presenti nel 95% dei pazienti affetti da CBP e vengono considerati un importante biomarcatore per la diagnosi di questa condizione.

Il test degli AMA viene eseguito per rilevare la presenza di questi anticorpi nel sangue. È un test altamente specifico per la CBP e può aiutare a distinguere la CBP da altre malattie epatiche con sintomi simili. Tuttavia, è importante notare che gli AMA possono essere occasionalmente presenti in altre condizioni, come l'epatite autoimmune e alcune infezioni virali.

La presenza di AMA, insieme ad altri fattori clinici e di laboratorio, può supportare la diagnosi di CBP. Una valutazione completa, inclusa la valutazione dei sintomi, l'anamnesi medica, l'esame fisico e altri esami di laboratorio, è necessaria per una diagnosi accurata e un adeguato piano di trattamento.

La gestione della cirrosi biliare primitiva coinvolge generalmente una combinazione di terapie farmacologiche, monitoraggio regolare delle funzioni epatiche e un coinvolgimento specialistico da parte di un epatologo o di un gastroenterologo specializzato nelle malattie del fegato.

Anticorpi anti nucleo estraibili (ENA)

Gli anticorpi anti-nucleo estraibili (ENA, dall'inglese extractable nuclear antibodies) sono un gruppo di anticorpi che prendono di mira specifici componenti del nucleo cellulare, come le proteine nucleolari, gli antigeni ribonucleoproteici e altri elementi. Questi anticorpi possono essere presenti nel sangue di pazienti con malattie autoimmuni, come il lupus eritematoso sistemico (LES) e altre malattie del tessuto connettivo.

I principali antigeni che vengono misurati nei test degli ENA includono l'antigene Smith (Sm), l'antigene ribonucleoproteico (RNP), l'antigene della topoisomerasi I (Scl-70), l'antigene della polimerasi II RNA (RNAP), l'antigene dell'histidina-tRNA ligasi (Jo-1) e altri.

Il test degli ENA viene solitamente eseguito quando si sospetta una malattia autoimmune, soprattutto se il test degli anticorpi anti-nucleo (ANA) risulta positivo. Questo test può fornire ulteriori informazioni sulla specifica malattia autoimmune coinvolta, poiché la presenza di determinati anticorpi può essere associata a condizioni cliniche specifiche.

Ad esempio, gli anticorpi anti-Sm sono altamente specifici per il lupus eritematoso sistemico, mentre gli anticorpi anti-RNP sono associati all'artrite reumatoide e alla sclerodermia. Altri anticorpi, come gli anticorpi anti-Scl-70 e gli anticorpi anti-Jo-1, sono associati rispettivamente alla sclerodermia e alla dermatomiosite/polimiosite.

Tuttavia, è importante notare che la presenza di anticorpi anti-ENA non è sufficiente per una diagnosi definitiva di una malattia autoimmune specifica. È necessaria una valutazione completa che includa la storia clinica del paziente, i sintomi, gli esami di laboratorio aggiuntivi e l'esame fisico per una diagnosi accurata e un adeguato piano di trattamento.

Anticorpi anti-perossidasi tiroidea (anti-TPO)

Gli anticorpi anti-perossidasi tiroidea (anti-TPO) sono autoanticorpi prodotti dal sistema immunitario che prendono di mira l'enzima perossidasi tiroidea presente nella tiroide. Il test degli anticorpi anti-TPO viene utilizzato per rilevare la presenza di questi anticorpi nel sangue.

La presenza di anticorpi anti-TPO è spesso associata a condizioni autoimmuni della tiroide, come la tiroidite di Hashimoto e la malattia di Graves-Basedow. Queste condizioni sono caratterizzate da un'infiammazione cronica della tiroide, che può portare a un'alterata funzione tiroidea, come l'ipotiroidismo o l'ipertiroidismo.

Il test degli anticorpi anti-TPO può essere utile nella diagnosi differenziale delle malattie tiroidee autoimmuni e nella valutazione della gravità e dell'andamento delle stesse. Valori elevati di anticorpi anti-TPO possono indicare la presenza di un'autoimmunità tiroidea attiva.

È importante sottolineare che la presenza di anticorpi anti-TPO da sola non è sufficiente per una diagnosi definitiva di una malattia autoimmune della tiroide. La valutazione dei risultati del test degli anticorpi anti-TPO deve essere effettuata da un medico specializzato, come un endocrinologo, che considererà i risultati del test in combinazione con la storia clinica del paziente, i sintomi, l'esame obiettivo e altri test di laboratorio per formulare una diagnosi accurata e stabilire un piano di trattamento appropriato.

Gli anticorpi anti-recettore del TSH (anti-TSHR) sono autoanticorpi diretti contro il recettore del TSH presente sulla superficie delle cellule tiroidee. Questi anticorpi possono influenzare l'attività del recettore del TSH e alterare la regolazione della produzione di ormoni tiroidei.

Anticorpi anti recettore del TSH

I test per gli anticorpi anti-recettore del TSH sono utilizzati principalmente nella diagnosi della malattia di Graves-Basedow, una patologia autoimmune caratterizzata da ipertiroidismo. Nella malattia di Graves-Basedow, gli anticorpi anti-recettore del TSH stimolano in modo anomalo la tiroide, portando alla produzione eccessiva di ormoni tiroidei.

La presenza di anticorpi anti-recettore del TSH nel sangue può confermare la diagnosi di malattia di Graves-Basedow, specialmente se associati a sintomi e segni clinici tipici dell'ipertiroidismo. Tuttavia, è importante considerare che non tutti i pazienti con malattia di Graves-Basedow presentano questi anticorpi e che possono essere rilevati anche in altre condizioni tiroidee, come il tiroidite di Hashimoto.

Il test degli anticorpi anti-recettore del TSH viene eseguito mediante analisi del sangue e il risultato viene valutato in combinazione con i sintomi, i segni clinici e altri test di funzionalità tiroidea. Un medico specializzato, come un endocrinologo, sarà in grado di interpretare i risultati del test e formulare una diagnosi accurata.

La gestione della malattia di Graves-Basedow coinvolge spesso l'uso di farmaci antitiroidei per ridurre la produzione di ormoni tiroidei, l'uso di farmaci beta-bloccanti per alleviare i sintomi dell'ipertiroidismo e, in alcuni casi, la terapia radiometabolica o la rimozione chirurgica della tiroide. Il trattamento è personalizzato in base alle condizioni specifiche di ciascun paziente e richiede un monitoraggio continuo da parte di un medico specializzato.

Anticorpi anti-tireoglobulina

Gli anticorpi anti-tireoglobulina (anti-TG) sono autoanticorpi che si sviluppano nel corpo in risposta a un'alterazione del sistema immunitario. Essi prendono di mira la tireoglobulina (TG), una proteina prodotta dalla tiroide che è coinvolta nella sintesi degli ormoni tiroidei.

Il test degli anticorpi anti-tireoglobulina viene utilizzato per rilevare la presenza di tali anticorpi nel sangue. La presenza di anticorpi anti-TG può indicare una condizione autoimmune che coinvolge la tiroide, come la tiroidite di Hashimoto o la malattia di Graves-Basedow. Queste condizioni sono caratterizzate da un'infiammazione della tiroide e possono causare disfunzione tiroidea, come l'ipotiroidismo o l'ipertiroidismo.

I risultati del test degli anticorpi anti-TG vengono espressi come un valore numerico o come una presenza/assenza di anticorpi. Tuttavia, è importante notare che la presenza di anticorpi anti-TG da sola non è specifica per una determinata condizione e richiede un'ulteriore valutazione clinica per una diagnosi accurata.

Antitrombina III (AT III)

AT III (Antithrombin III), noto anche come antitrombina III, è una proteina anticoagulante prodotta dal fegato. Svolge un ruolo importante nel sistema di coagulazione del sangue, inibendo l'azione di alcuni fattori di coagulazione, tra cui la trombina e i fattori Xa e IXa.

La misurazione dei livelli di AT III nel sangue può essere utile per valutare la funzione del sistema di coagulazione e identificare eventuali disordini dell'equilibrio tra coagulazione e anticoagulazione.

I valori di riferimento per l'AT III possono variare a seconda del laboratorio e del metodo di misurazione utilizzato. Di solito, i livelli normali di AT III nel sangue sono compresi tra il 70% e il 120% dell'attività normale.

Un basso livello di AT III nel sangue può essere associato a condizioni come la carenza congenita di AT III, la sindrome da anticorpi antifosfolipidi, la trombosi venosa profonda o l'embolia polmonare. D'altra parte, un alto livello di AT III può essere osservato in condizioni come l'infiammazione, l'uso di contraccettivi orali o durante la gravidanza.

La misurazione dei livelli di AT III viene spesso eseguita come parte di un esame più completo del profilo di coagulazione e può essere richiesta in situazioni cliniche specifiche, come prima di un intervento chirurgico o in pazienti con una storia di trombosi.

Apolipoproteina A

L'Apolipoproteina A è una classe di proteine associate alle lipoproteine presenti nel sangue. Le apolipoproteine svolgono un ruolo chiave nel trasporto dei lipidi, inclusi il colesterolo e i trigliceridi, attraverso il sistema circolatorio. L'Apolipoproteina A è specificamente associata alle particelle di lipoproteine ad alta densità (HDL), spesso chiamate "colesterolo buono".

La principale apolipoproteina A è l'Apolipoproteina A-I (Apo A-I). Questa apolipoproteina è un componente fondamentale delle particelle di HDL ed è coinvolta nel processo di rimozione del colesterolo in eccesso dai tessuti periferici e nel suo trasporto verso il fegato per l'eliminazione. L'Apo A-I svolge anche un ruolo protettivo contro l'accumulo di placche nelle arterie e il rischio di malattie cardiovascolari.

I valori di riferimento per l'Apolipoproteina A possono variare a seconda del laboratorio e del metodo di misurazione utilizzato. Tuttavia, in generale, i range di riferimento comuni per l'Apo A-I sono:

- Range normale: superiore a 120 mg/dL.

Livelli elevati di Apolipoproteina A sono generalmente considerati favorevoli, poiché indicano un'alta concentrazione di particelle di HDL nel sangue. Le particelle di HDL sono coinvolte nella rimozione del colesterolo dalle arterie e nel suo trasporto verso il fegato per essere metabolizzato ed eliminato.

Un basso livello di Apolipoproteina A può essere associato a un aumentato rischio di malattie cardiovascolari, poiché una ridotta concentrazione di HDL può comportare un'inefficace rimozione del colesterolo in eccesso dalle arterie.

Apolipoproteina B

L'Apolipoproteina B (Apo B) è una classe di proteine associate alle lipoproteine presenti nel sangue. È il principale componente strutturale delle particelle di lipoproteine a bassa densità (LDL), comunemente conosciute come "colesterolo cattivo".

L'Apo B-100 è la forma predominante dell'Apo B, presente sulle particelle di LDL. L'Apo B-48 è invece presente sulle particelle di lipoproteine a bassa densità di origine intestinale, come le chilomicroni e le VLDL (lipoproteine a densità molto bassa).

Il dosaggio dell'Apo B viene utilizzato come indicatore dei livelli di LDL nel sangue. Mentre il colesterolo LDL viene spesso utilizzato per valutare il rischio di malattie cardiovascolari, l'Apo B può fornire una stima più accurata del numero di particelle di LDL nel sangue.

I valori di riferimento per l'Apo B possono variare a seconda del laboratorio e del metodo di misurazione utilizzato. Tuttavia, in generale, i range di riferimento comuni per l'Apo B sono:

- Range normale: inferiore a 90 mg/dL.

Un livello elevato di Apolipoproteina B indica un'elevata concentrazione di particelle di LDL nel sangue, che può essere associata a un aumentato rischio di malattie cardiovascolari. Le particelle di LDL possono accumularsi nelle arterie, formando placche e ostacolando il flusso sanguigno, aumentando così il rischio di eventi cardiovascolari come l'infarto del miocardio e l'ictus.

È importante sottolineare che l'Apo B è solo uno dei fattori che vengono presi in considerazione nella valutazione del rischio cardiovascolare. Altri parametri come il colesterolo totale, il colesterolo HDL, i trigliceridi e altri fattori di rischio come l'età, il sesso, la pressione arteriosa e la storia medica devono essere valutati nel loro insieme.

È sempre consigliabile consultare un medico o un professionista sanitario per una corretta interpretazione dei risultati dell'Apolipoproteina B e una valutazione clinica completa.

Azotemia

L'azotemia è un termine medico che indica la presenza di livelli elevati di azoto nel sangue. L'azoto nel sangue può essere presente in diverse forme, ma comunemente si riferisce all'urea, un prodotto di scarto del metabolismo delle proteine che viene eliminato dai reni attraverso l'urina.

L'azotemia può essere suddivisa in due categorie principali: azotemia pre-renale e azotemia renale.

1. Azotemia pre-renale: Si verifica quando vi è un problema a livello della circolazione sanguigna o del sistema cardiovascolare che riduce il flusso sanguigno ai reni. Questo può essere causato da condizioni come la disidratazione, lo shock, l'insufficienza cardiaca congestizia, l'insufficienza renale acuta, l'insufficienza epatica o l'insufficienza corticosurrenalica. In questi casi, il ridotto flusso sanguigno ai reni può portare a una ridotta filtrazione del sangue e all'accumulo di azoto nel sangue.

2. Azotemia renale: Si verifica quando i reni stessi non funzionano correttamente e non sono in grado di eliminare adeguatamente l'azoto dal sangue. Le cause di azotemia renale possono includere malattie renali croniche, glomerulonefrite, pielonefrite, insufficienza renale cronica, nefropatia diabetica, nefropatia da farmaci, tumori renali o ostruzione delle vie urinarie.

I sintomi dell'azotemia possono includere affaticamento, debolezza, ridotta produzione di urina, edema, prurito, perdita di appetito e disturbi del sonno. Tuttavia, spesso l'azotemia è asintomatica e viene rilevata mediante esami di laboratorio.

Il trattamento dell'azotemia dipende dalla causa sottostante e può includere la gestione delle condizioni cardiovascolari, il ripristino dell'equilibrio idrico, il trattamento delle malattie renali sottostanti e, in alcuni casi, la terapia sostitutiva renale come la dialisi o il trapianto di rene.

È importante consultare un medico o un nefrologo per una corretta diagnosi e gestione dell'azotemia, poiché la causa sottostante richiederà un trattamento specifico per ripristinare la funzione renale e migliorare la clearance dell'azoto dal sangue.

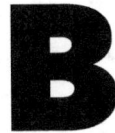

Beta 2 microglobulina (B2M)

La beta-2 microglobulina (B2M) è una proteina presente sulla superficie delle cellule, che viene rilasciata nel sangue. Viene spesso utilizzata come marcatore tumorale nel monitoraggio di alcuni tipi di tumori, come il mieloma multiplo e il linfoma.

Il test della beta-2 microglobulina misura la concentrazione di questa proteina nel sangue o nelle urine. Livelli elevati di B2M possono essere osservati in pazienti affetti da mieloma multiplo, linfoma, leucemia, malattie autoimmuni e altre condizioni infiammatorie o renali.

I valori di riferimento per la B2M possono variare a seconda del laboratorio e del metodo di misurazione utilizzato. In generale, valori superiori a 3-4 mg/L (milligrammi per litro) sono considerati elevati. Tuttavia, è importante sottolineare che i livelli di B2M possono variare da persona a persona e che non tutti i pazienti con mieloma multiplo o linfoma presenteranno livelli elevati di B2M.

Il test della B2M viene utilizzato principalmente nel monitoraggio dei pazienti già diagnosticati con mieloma multiplo o linfoma, per valutare la risposta al trattamento, rilevare eventuali recidive o monitorare la progressione della malattia. Può anche essere utilizzato in combinazione con altri esami diagnostici per valutare il rischio di questi tipi di tumori in alcune situazioni cliniche specifiche.

Beta HCG

La Beta HCG (beta-gonadotropina corionica umana) è un ormone prodotto dalla placenta durante la gravidanza. Viene comunemente utilizzata come marcatore per confermare la gravidanza e monitorarne l'andamento.

Un test di Beta HCG nel sangue misura i livelli di questo ormone nel sangue. Nelle prime fasi della gravidanza, i livelli di Beta HCG aumentano rapidamente e possono essere rilevati nei pochi giorni successivi al concepimento. I livelli continuano ad aumentare e di solito raddoppiano ogni 48-72 ore nelle prime settimane di gravidanza.

Il test di Beta HCG viene principalmente utilizzato per confermare la gravidanza, soprattutto nei casi in cui ci possa essere incertezza o per monitorare l'andamento della gravidanza. Può anche aiutare a determinare la vitalità della gravidanza, valutare il rischio di determinate complicanze della gravidanza o diagnosticare alcune condizioni mediche.

Oltre al suo ruolo nella gravidanza, la Beta HCG può essere rilevata anche in alcune condizioni mediche al di fuori della gravidanza, come alcuni tipi di tumori, in particolare nei testicoli, nelle ovaie o nella placenta. Tuttavia, livelli elevati di Beta HCG da soli non sono diagnosticativi di gravidanza e ulteriori valutazioni sono necessarie per determinare la causa sottostante.

Bilirubinemia frazionata

La bilirubinemia frazionata si riferisce alla misurazione dei diversi componenti della bilirubina nel sangue. La bilirubina è un prodotto di scarto del metabolismo dell'emoglobina, che viene prodotto nel fegato e successivamente escreto attraverso la bile.

I principali componenti della bilirubina sono:

1. Bilirubina totale: rappresenta l'intero contenuto di bilirubina presente nel sangue, compresi i suoi due principali componenti.

2. Bilirubina indiretta (non coniugata): è la forma insolubile di bilirubina, che viene prodotta dalla rottura dei globuli rossi. La bilirubina indiretta viene trasportata al fegato legandosi all'albumina e successivamente convertita in una forma coniugata per poter essere escreta attraverso la bile.

3. Bilirubina diretta (coniugata): è la forma solubile di bilirubina che si forma nel fegato attraverso il processo di coniugazione. La bilirubina diretta viene secreta nella bile e successivamente eliminata dall'organismo attraverso l'intestino.

I valori normali di bilirubinemia frazionata possono variare leggermente a seconda del laboratorio e del metodo di misurazione utilizzato. In generale, i range di riferimento comuni per i componenti della bilirubina sono:

- Bilirubina totale: 0.3-1.2 milligrammi per decilitro (mg/dL)

- Bilirubina indiretta: 0.2-0.8 mg/dL

- Bilirubina diretta: 0.1-0.3 mg/dL

Un aumento dei livelli di bilirubina totale può essere indicativo di una disfunzione epatica o di una condizione chiamata ittero, che può essere causata da vari fattori, tra cui malattie del fegato, ostruzione delle vie biliari, emolisi e altre condizioni che influiscono sulla produzione o sul metabolismo della bilirubina.

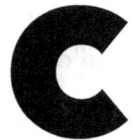

CA 125

CA 125 è un marcatore tumorale che viene utilizzato principalmente nel monitoraggio e nella gestione del cancro dell'ovaio. È una proteina chiamata antigeni del carcinoma ovarico 125.

Il test del CA 125 misura la concentrazione di questa proteina nel sangue. Livelli elevati di CA 125 possono essere associati a diversi tipi di tumori, in particolare al cancro dell'ovaio. Tuttavia, è importante notare che il test del CA 125 non è specifico per il cancro dell'ovaio e può essere elevato anche in altre condizioni non cancerose, come l'endometriosi, l'infiammazione pelvica e altre patologie dell'apparato riproduttivo.

I valori di riferimento per il CA 125 possono variare a seconda del laboratorio e del metodo di misurazione utilizzato. In generale, valori superiori a 35 U/mL (unità per millilitro) sono considerati elevati. Tuttavia, è importante sottolineare che i livelli di CA 125 possono variare da persona a persona e che non tutti i pazienti con cancro ovarico presenteranno livelli elevati di CA 125.

Il test del CA 125 viene utilizzato principalmente nel monitoraggio dei pazienti già diagnosticati con cancro dell'ovaio, per valutare la risposta al trattamento, rilevare eventuali recidive o monitorare la progressione della malattia. Può anche essere utilizzato in combinazione con altri esami diagnostici per valutare il rischio di cancro ovarico in alcune situazioni cliniche specifiche.

CA 15.3

Il CA 15-3 è un marcatore tumorale che viene utilizzato principalmente nel monitoraggio e nella gestione del cancro al seno, in particolare del carcinoma mammario avanzato o metastatico. È una proteina chiamata antigene del carcinoma mammario 15-3.

Il test del CA 15-3 misura la concentrazione di questa proteina nel sangue. Livelli elevati di CA 15-3 possono essere osservati in pazienti affetti da carcinoma mammario, ma anche in altre condizioni non cancerose come l'infiammazione, le malattie del fegato e altre neoplasie.

I valori di riferimento per il CA 15-3 possono variare a seconda del laboratorio e del metodo di misurazione utilizzato. In generale, valori superiori a 30 U/mL (unità per millilitro) sono considerati elevati. Tuttavia, è importante sottolineare che i livelli di CA 15-3 possono variare da persona a persona e che non tutti i pazienti con cancro al seno presenteranno livelli elevati di CA 15-3.

Il test del CA 15-3 viene utilizzato principalmente nel monitoraggio dei pazienti già diagnosticati con carcinoma mammario, per valutare la risposta al trattamento, rilevare eventuali recidive o monitorare la progressione della malattia. Può anche essere utilizzato in combinazione con altri esami diagnostici per valutare il rischio di cancro al seno in alcune situazioni cliniche specifiche.

CA 19.9 (Antigene Carboidrato 19-9)

CA 19-9 (antigene carboidrato 19-9) è un marcatore tumorale che viene spesso utilizzato come test di supporto nella diagnosi e nel monitoraggio di alcuni tipi di cancro, in particolare il cancro del pancreas e il cancro del colon-retto.

I livelli di CA 19-9 possono essere aumentati nei pazienti affetti da tumori maligni, ma possono anche essere elevati in altre condizioni non cancerose, come l'infiammazione o le malattie del fegato e del tratto biliare. Pertanto, il test del CA 19-9 non è di per sé un test diagnostico specifico per il cancro e richiede ulteriori indagini e valutazioni per formulare una diagnosi accurata.

I valori di riferimento per il CA 19-9 possono variare a seconda del laboratorio e del metodo di misurazione utilizzato. In generale, valori superiori a 37 U/mL (unità per millilitro) sono considerati elevati. Tuttavia, è importante sottolineare che i livelli di CA 19-9 possono variare notevolmente da individuo a individuo, e livelli normali non escludono la presenza di un tumore maligno.

CA 50

Il CA 50 non è un marcatore tumorale comune o ampiamente utilizzato nel monitoraggio o nella diagnosi di specifici tipi di cancro. Nonostante ciò, il termine "CA 50" può essere utilizzato in riferimento a un altro marcatore tumorale chiamato CA 50/CA 72-4.

Il CA 50/CA 72-4 è un marcatore tumorale che può essere utilizzato come test di supporto nel monitoraggio di alcuni tipi di tumori, come il cancro gastrico, pancreatico e del tratto gastrointestinale. Tuttavia, è importante notare che il CA 50/CA 72-4 può essere elevato anche in altre condizioni non cancerose, come le malattie infiammatorie dell'intestino.

I valori di riferimento per il CA 50/CA 72-4 possono variare a seconda del laboratorio e del metodo di misurazione utilizzato. È importante consultare i valori di riferimento specifici del laboratorio che ha eseguito il test per una corretta interpretazione dei risultati.

CA 72.4

Il CA 72-4 è un marcatore tumorale che viene utilizzato come test di supporto nella diagnosi e nel monitoraggio di alcuni tipi di tumori, in particolare il cancro gastrico e il cancro dell'ovaio.

Il test del CA 72-4 misura la concentrazione di questa proteina nel sangue. Livelli elevati di CA 72-4 possono essere osservati in pazienti affetti da tumori maligni, ma possono anche essere elevati in altre condizioni non cancerose, come l'infiammazione o altre malattie gastrointestinali.

I valori di riferimento per il CA 72-4 possono variare a seconda del laboratorio e del metodo di misurazione utilizzato. In generale, valori superiori a 6 U/mL (unità per millilitro) sono considerati elevati. Tuttavia, è importante sottolineare che i livelli di CA 72-4 possono variare da persona a persona e che non tutti i pazienti con tumori gastrici o ovarici presenteranno livelli elevati di CA 72-4.

Il test del CA 72-4 viene utilizzato principalmente nel monitoraggio dei pazienti già diagnosticati con tumori gastrici o ovarici, per valutare la risposta al trattamento, rilevare eventuali recidive o monitorare la progressione della malattia. Può anche essere utilizzato in combinazione con altri esami diagnostici per valutare il rischio di cancro gastrico o ovarico in alcune situazioni cliniche specifiche.

La valutazione dei risultati del test del CA 72-4 deve essere effettuata da un medico specializzato, come un oncologo o un gastroenterologo, che considererà anche altri fattori clinici, come la storia medica del paziente, i sintomi e gli esami complementari per formulare una diagnosi accurata e un piano di trattamento appropriato.

Calcio (Calcemia)

La calcemia è un termine che indica la concentrazione di calcio nel sangue. Il calcio è un minerale essenziale per numerose funzioni del corpo, come la contrazione muscolare, la coagulazione del sangue, la trasmissione nervosa e la formazione ossea. La calcemia è regolata attentamente dal corpo per mantenere un equilibrio appropriato.

I livelli normali di calcemia possono variare leggermente a seconda del laboratorio e delle referenze specifiche utilizzate. Di solito, i range di riferimento comuni per la calcemia sono i seguenti:

- Calcio totale: 8,5-10,5 milligrammi per decilitro di sangue (mg/dL) o 2,12-2,62 millimoli per litro di sangue (mmol/L).

- Calcio ionizzato: 4,5-5,6 mg/dL o 1,12-1,40 mmol/L.

Tuttavia, è importante sottolineare che i range di riferimento possono variare leggermente da un laboratorio all'altro. Inoltre, è fondamentale considerare altri fattori clinici e valutare la situazione del paziente nel suo complesso per una corretta interpretazione dei risultati della calcemia.

Sia una bassa calcemia (ipocalcemia) che un'elevata calcemia (ipercalcemia) possono essere indicative di condizioni mediche o squilibri nel metabolismo del calcio. Pertanto, se i livelli di calcemia risultano al di fuori dei range di riferimento, può essere necessaria una valutazione medica aggiuntiva per identificare la causa sottostante e determinare il trattamento appropriato.

Calcitonina

La calcitonina è un ormone peptidico prodotto dalle cellule parafollicolari della tiroide. La sua funzione principale è quella di regolare i livelli di calcio nel sangue. La calcitonina abbassa i livelli di calcio nel sangue inibendo la rimozione di calcio dalle ossa e promuovendo l'eliminazione di calcio dai reni.

Il test della calcitonina viene utilizzato principalmente per la diagnosi e il monitoraggio del carcinoma midollare della tiroide (CMT), un tipo raro di cancro tiroideo che origina dalle cellule C che producono la calcitonina. Nei pazienti con CMT, i livelli di calcitonina sono generalmente elevati.

I valori di riferimento per la calcitonina possono variare a seconda del laboratorio e del metodo di misurazione utilizzato. In individui sani, i livelli di calcitonina nel sangue sono generalmente inferiori a 10 pg/mL (picogrammi per millilitro).

È importante sottolineare che il test della calcitonina viene utilizzato principalmente nel contesto della diagnosi del CMT e nel monitoraggio dei pazienti con questa condizione. Nei soggetti sani o nelle persone con altre patologie, i livelli di calcitonina possono essere normali o lievemente elevati senza rappresentare una preoccupazione.

La valutazione dei risultati del test della calcitonina deve essere effettuata da un medico specializzato, come un endocrinologo o un oncologo, che considererà anche altri fattori clinici, come la storia medica del paziente, l'esame obiettivo e altre indagini diagnostiche per formulare una diagnosi accurata e un piano di trattamento appropriato.

Carbossiemoglobina

La carbossiemoglobina (COHb) è una forma di emoglobina che si forma quando l'emoglobina si lega all'ossido di carbonio (CO) presente nell'aria respirata. L'emoglobina è la proteina responsabile del trasporto dell'ossigeno nel sangue.

L'inalazione di monossido di carbonio può avvenire attraverso l'esposizione a fumi di scarico di veicoli, fumo di sigaretta, incendi o ambienti lavorativi con presenza di CO. Il monossido di carbonio ha una forte affinità per l'emoglobina, e quando viene inalato si lega ad essa formando la carbossiemoglobina.

La misurazione dei livelli di carbossiemoglobina nel sangue può essere effettuata tramite un esame chiamato spettrofotometria o mediante un ossimetria del polso che include la misurazione della carbossiemoglobina insieme alla saturazione di ossigeno.

La carbossiemoglobina può essere utilizzata come indicatore di esposizione al monossido di carbonio. Nei fumatori, i livelli di carbossiemoglobina possono essere leggermente aumentati rispetto ai non fumatori, ma un aumento significativo può indicare un'elevata esposizione al monossido di carbonio.

Un'intossicazione acuta da monossido di carbonio può essere pericolosa per la salute e richiede immediata assistenza medica. È importante prestare attenzione all'ambiente e adottare misure di sicurezza per prevenire l'esposizione al monossido di carbonio. In caso di sospetta esposizione o intossicazione, si consiglia di contattare immediatamente un medico o il servizio di emergenza.

CDT

Il CDT (Carbohydrate-Deficient Transferrin) è un esame di laboratorio utilizzato per valutare il consumo cronico di alcol. Il CDT è un tipo di trasferrina, una proteina che trasporta il ferro nel sangue. Durante il consumo cronico di alcol, la produzione di CDT nel fegato può essere alterata.

I livelli di CDT nel sangue aumentano gradualmente con l'assunzione regolare e pesante di alcol nel corso di diverse settimane o mesi. Pertanto, il CDT può essere un indicatore sensibile del consumo cronico di alcol nel tempo.

Il test del CDT viene spesso utilizzato come ausilio diagnostico per la valutazione dei disturbi legati all'alcol, come l'abuso di alcol e la dipendenza da alcol. Tuttavia, va sottolineato che il CDT non può essere utilizzato per determinare l'intossicazione acuta da alcol o valutare l'alcolemia attuale.

L'interpretazione dei risultati del test del CDT richiede l'analisi congiunta di altri fattori clinici e storici, come i sintomi, i comportamenti e la storia di consumo di alcol del paziente. Solo un professionista sanitario qualificato può valutare correttamente i risultati del test del CDT e fornire una diagnosi appropriata.

CEA

CEA è l'abbreviazione di "antigene carcinoembrionario" (Carcinoembryonic Antigen in inglese). Il CEA è una proteina che può essere prodotta da diverse cellule, inclusi alcuni tipi di cellule tumorali. Il test del CEA misura la concentrazione di questa proteina nel sangue ed è spesso utilizzato come marcatori tumorali per alcuni tipi di cancro, come il cancro al colon-retto, al pancreas, al polmone e alla mammella.

Tuttavia, è importante notare che il CEA può essere presente anche in altre condizioni non cancerose, come l'infiammazione, le malattie infettive e le malattie infiammatorie intestinali. Pertanto, il test del CEA non è un test diagnostico specifico per il cancro e deve essere interpretato insieme ad altri esami diagnostici e al quadro clinico del paziente.

I valori di riferimento per il CEA possono variare leggermente a seconda del laboratorio e del metodo di misurazione utilizzato. In condizioni normali, i livelli di CEA nel sangue sono generalmente inferiori a 5 ng/mL (nanogrammi per millilitro).

Il test del CEA viene utilizzato principalmente come strumento di monitoraggio nel follow-up di pazienti che hanno avuto un tumore precedentemente diagnosticato, per valutare la risposta al trattamento o per rilevare eventuali recidive. Può anche essere utilizzato in combinazione con altri test diagnostici per valutare il rischio di cancro in alcune situazioni cliniche specifiche.

Ceruloplasmina

La ceruloplasmina è una proteina presente nel sangue che svolge diversi ruoli importanti nel corpo umano. Uno dei principali compiti della ceruloplasmina è quello di trasportare e regolare i livelli di rame nel sangue. Il rame è un minerale essenziale coinvolto in molte funzioni biologiche, inclusa la formazione dell'emoglobina, la sintesi del collagene e il corretto funzionamento del sistema nervoso.

Inoltre, la ceruloplasmina svolge un ruolo nell'attività antiossidante, aiutando a proteggere le cellule dai danni dei radicali liberi. Partecipa anche al metabolismo dei lipidi e all'eliminazione delle sostanze tossiche, come l'ammoniaca, nel fegato.

Il dosaggio della ceruloplasmina può essere richiesto per valutare i livelli di rame nel sangue o per indagare su condizioni mediche come la malattia di Wilson, una malattia genetica che provoca l'accumulo eccessivo di rame nel corpo a causa di un difetto nella metabolizzazione del rame. La ceruloplasmina può essere ridotta in questa condizione.

Citomegalovirus IgG

Il test per il Citomegalovirus (CMV) IgG è un esame di laboratorio che misura la presenza di anticorpi di classe IgG specifici per il Citomegalovirus nel sangue.

Il Citomegalovirus è un tipo di virus appartenente alla famiglia degli Herpesviridae. La maggior parte delle persone viene infettata da questo virus nel corso della vita, spesso in modo asintomatico o con sintomi lievi simili a quelli dell'influenza. Dopo l'infezione, il sistema immunitario produce anticorpi per combattere il virus, inclusi gli anticorpi IgG.

Un test per il CMV IgG positivo indica la presenza di anticorpi IgG specifici per il Citomegalovirus nel sangue. Ciò indica generalmente un'infezione passata o una precedente esposizione al virus. Una volta che una persona è stata infettata dal CMV, il virus rimane nel corpo in uno stato di latenza, ma gli anticorpi IgG rimangono presenti nel sangue a lungo termine.

La presenza di anticorpi IgG per il CMV indica solitamente un'immunità acquisita e protezione dal virus. Tuttavia, è importante notare che un test CMV IgG positivo da solo non può distinguere tra un'infezione passata e un'infezione attiva o recente. Per valutare l'infezione attiva, può essere necessario eseguire ulteriori test, come il test per il CMV IgM o la rilevazione diretta del virus tramite tecniche di biologia molecolare come la reazione a catena della polimerasi (PCR).

L'interpretazione dei risultati del test per il CMV IgG deve essere effettuata da un medico specializzato, come un medico infettivologo. Il medico valuterà i risultati del test in combinazione con la storia medica del paziente, i sintomi, l'esame obiettivo e altri test di laboratorio per formulare una diagnosi accurata e fornire consigli appropriati in base alla situazione individuale.

Citomegalovirus IgM

Il test per il Citomegalovirus (CMV) IgM è un esame di laboratorio che misura la presenza di anticorpi di classe IgM specifici per il Citomegalovirus nel sangue.

Gli anticorpi IgM sono prodotti nelle fasi iniziali di un'infezione e possono essere indicativi di un'infezione attiva o recente da CMV. Un test CMV IgM positivo può suggerire la presenza di un'infezione primaria o recente da CMV. Tuttavia, è importante notare che i livelli di anticorpi IgM possono rimanere elevati per diverse settimane o mesi dopo l'infezione iniziale, quindi un test CMV IgM positivo potrebbe non indicare necessariamente un'infezione attiva.

Il test per il CMV IgM è spesso utilizzato in combinazione con il test per il CMV IgG. Se entrambi i test sono positivi, può suggerire un'infezione attiva o recente da CMV. Tuttavia, un test CMV IgM positivo da solo non è sufficiente per diagnosticare un'infezione attiva o per confermare la presenza di CMV.

Per una diagnosi accurata, possono essere necessari ulteriori test, come la rilevazione del DNA del CMV mediante PCR o la coltura del virus, per confermare l'infezione attiva. Inoltre, in alcuni casi, possono essere necessarie indagini cliniche approfondite per valutare i sintomi e il quadro clinico del paziente.

L'interpretazione dei risultati del test per il CMV IgM deve essere effettuata da un medico specializzato, come un medico infettivologo o un immunologo. Il medico valuterà i risultati del test insieme alla storia medica del paziente, ai sintomi, all'esame obiettivo e ad altri test di laboratorio per formulare una diagnosi accurata e fornire le raccomandazioni appropriate in base alla situazione individuale.

Ck-MB (Creatina chinasi MB)

La CK-MB, o creatina chinasi-MB, è un enzima che si trova principalmente nel muscolo cardiaco (miocardio). È una forma specifica dell'enzima creatina chinasi (CK) che viene rilasciata nel sangue in caso di danni o lesioni al tessuto cardiaco.

Il dosaggio della CK-MB viene spesso utilizzato come test diagnostico per valutare l'infarto del miocardio (attacco di cuore). Durante un attacco di cuore, le cellule del muscolo cardiaco vengono danneggiate e rilasciano CK-MB nel flusso sanguigno. I livelli di CK-MB nel sangue aumentano entro alcune ore dall'inizio dell'infarto e raggiungono un picco dopo 24 ore. Successivamente, i livelli iniziano a diminuire.

Il test della CK-MB può essere utilizzato insieme ad altri marcatori cardiaci, come la troponina, per confermare o escludere un attacco di cuore. L'interpretazione dei risultati della CK-MB richiede una valutazione clinica completa, che tiene conto dei sintomi del paziente, della storia medica e di altri fattori di rischio cardiovascolare.

È importante sottolineare che i livelli elevati di CK-MB non sono specifici per l'infarto del miocardio e possono essere aumentati anche in altre condizioni che coinvolgono il muscolo cardiaco, come l'angina instabile, la pericardite acuta, la cardioversione e l'intervento chirurgico cardiaco.

Cloremia

La cloremia è un termine medico che si riferisce alla concentrazione di cloro nel sangue. Il cloro è un elettrolita essenziale coinvolto nella regolazione dell'equilibrio idrico, dell'equilibrio acido-base e della funzione muscolare.

La cloremia viene misurata tramite un esame di laboratorio chiamato cloro ematico o cloro sierico. I valori di riferimento per la cloremia possono variare leggermente a seconda del laboratorio e del metodo di misurazione utilizzato. In generale, i range di riferimento comuni per la cloremia sono:

- Range normale: 96-106 mEq/L o mmol/L

L'alterazione della concentrazione di cloro nel sangue può essere indicativa di determinate condizioni o disfunzioni nel corpo.

Un valore di cloremia inferiore alla norma è chiamato ipocloremia e può essere causato da disidratazione, vomito eccessivo, diarrea, sudorazione eccessiva, sindrome da insufficienza renale acuta, sindrome da inappropriate secrezione dell'ormone antidiuretico (SIADH), insufficienza cardiaca congestizia e alcune malattie renali. I sintomi dell'ipocloremia possono includere debolezza muscolare, affaticamento, crampi muscolari, alterazioni dell'equilibrio idrico, alterazioni dell'equilibrio acido-base e in casi gravi, alterazioni del sistema nervoso centrale.

Un valore di cloremia superiore alla norma è chiamato ipercloremia e può essere causato da disidratazione, uso di farmaci come i diuretici, insufficienza renale cronica, acidosi tubulare renale, diabete insipido, insufficienza surrenalica, intossicazione da salicilati e alcune condizioni digestive come l'obstruzione intestinale. I sintomi dell'ipercloremia possono includere sete eccessiva, secchezza delle mucose, alterazioni dell'equilibrio idrico, alterazioni dell'equilibrio acido-base e in casi gravi, alterazioni neurologiche.

Il trattamento della cloremia dipende dalla causa sottostante. Nell'ipocloremia, può essere necessario correggere l'equilibrio idrico e il bilancio elettrolitico attraverso la somministrazione di liquidi elettrolitici adeguati. Nell'ipercloremia, può essere necessario trattare la causa sottostante e, se necessario, apportare modifiche nella gestione del bilancio idrico elettrolitico.

Colesterolemia

La colesterolemia si riferisce alla misurazione dei livelli di colesterolo nel sangue. Il colesterolo è una sostanza cerosa e lipidica che svolge un ruolo importante nel corpo, essendo coinvolto nella produzione di ormoni, nella formazione delle membrane cellulari e nel metabolismo delle vitamine liposolubili.

Esistono diversi tipi di colesterolo misurati nel sangue, inclusi:

1. Colesterolo totale: rappresenta l'intero contenuto di colesterolo nel sangue, compresi i suoi diversi componenti.

2. Colesterolo HDL (High-Density Lipoprotein): spesso indicato come "colesterolo buono", poiché aiuta a rimuovere l'eccesso di colesterolo dalle arterie e a trasportarlo verso il fegato per l'eliminazione.

3. Colesterolo LDL (Low-Density Lipoprotein): comunemente noto come "colesterolo cattivo", poiché un'elevata quantità di colesterolo LDL può accumularsi nelle pareti delle arterie, formando placche e aumentando il rischio di malattie cardiovascolari.

4. Trigliceridi: sono un altro tipo di grasso presente nel sangue, che viene immagazzinato nelle cellule adipose e può aumentare il rischio di malattie cardiovascolari quando presenti in quantità elevate.

I valori normali di colesterolemia possono variare a seconda del laboratorio e del metodo di misurazione utilizzato. Tuttavia, di seguito sono riportati i range di riferimento generali per i componenti del colesterolo:

- Colesterolo totale: inferiore a 200 milligrammi per decilitro (mg/dL)

- Colesterolo HDL: superiore a 40 mg/dL per gli uomini e a 50 mg/dL per le donne

- Colesterolo LDL: inferiore a 130 mg/dL (ottimale: inferiore a 100 mg/dL per individui ad alto rischio)

- Trigliceridi: inferiore a 150 mg/dL

È importante sottolineare che i livelli di colesterolo possono variare in base all'età, al sesso, alla storia medica e allo stile di vita di una persona. Un livello elevato di colesterolo totale o di colesterolo LDL può aumentare il rischio di malattie cardiovascolari, come l'aterosclerosi e le malattie cardiache.

La gestione della colesterolemia coinvolge spesso una combinazione di modifiche dello stile di vita (come una dieta sana, l'esercizio fisico regolare e l'evitare il fumo) e, in alcuni casi, l'uso di farmaci per ridurre i livelli di colesterolo.

Si consiglia di consultare un medico o un professionista sanitario per una corretta interpretazione dei risultati della colesterolemia e per una valutazione clinica completa. Saranno considerati anche altri fattori di rischio cardiovascolare per determinare il trattamento e le misure preventive appropriate.

Colinesterasi

La colinesterasi è un enzima che svolge un ruolo chiave nella regolazione del sistema nervoso. Esistono due principali tipi di colinesterasi nel corpo umano: l'acetilcolinesterasi (AChE) e la butirrilcolinesterasi (BChE), anche conosciuta come pseudocolinesterasi.

L'acetilcolinesterasi è l'enzima predominante e si trova principalmente nel sistema nervoso centrale, nel sistema nervoso periferico e nella giunzione neuromuscolare. La sua funzione principale è quella di inattivare l'acetilcolina, un neurotrasmettitore coinvolto nella trasmissione dei segnali nervosi. L'inattivazione dell'acetilcolina da parte dell'acetilcolinesterasi permette una rapida terminazione del segnale nervoso e previene la sua continua trasmissione.

La butirrilcolinesterasi, invece, si trova in diverse parti del corpo come il fegato, il sangue e i tessuti neurali. Ha una funzione meno specifica rispetto all'acetilcolinesterasi e può idrolizzare una vasta gamma di composti che contengono gruppi esteri.

I livelli di colinesterasi nel sangue possono essere misurati per vari scopi. La misurazione dell'acetilcolinesterasi può essere utile nella diagnosi e monitoraggio di disturbi neurologici, come la malattia di Alzheimer e la miastenia grave. La misurazione della butirrilcolinesterasi può essere utilizzata per identificare eventuali deficit genetici o acquisiti di questa enzima.

I valori normali di colinesterasi possono variare a seconda del laboratorio e del metodo di misurazione utilizzato. È importante sottolineare che i livelli di colinesterasi da soli non sono sufficienti per fare una diagnosi definitiva di una particolare condizione. I risultati devono essere interpretati in combinazione con la valutazione clinica e altri esami diagnostici.

CPK

CPK, abbreviazione di Creatina Chinasi (anche nota come creatina fosfochinasi), è un enzima presente principalmente nei tessuti muscolari e nel cervello. Esistono tre forme di CPK: CPK-MM (forma muscolare), CPK-MB (forma cardiaca) e CPK-BB (forma cerebrale). I livelli di CPK nel sangue vengono spesso misurati per valutare eventuali danni o malattie muscolari.

CPK-MM è l'isoenzima predominante nel tessuto muscolare scheletrico. Aumenti dei livelli di CPK-MM possono essere osservati in caso di danni muscolari, come distrofia muscolare, trauma muscolare, miopatia infiammatoria, rabdomiolisi (dissoluzione del tessuto muscolare), esercizio fisico estremo o altre condizioni che causano danno muscolare.

CPK-MB è principalmente presente nel muscolo cardiaco. Aumenti dei livelli di CPK-MB possono essere un segno di danno al muscolo cardiaco, come l'infarto miocardico (attacco di cuore). Tuttavia, oggi giorno viene utilizzato più comunemente il dosaggio della troponina come marcatore specifico per l'infarto miocardico.

CPK-BB è predominante nel cervello. Aumenti dei livelli di CPK-BB possono essere osservati in caso di danni o malattie del cervello, come l'ictus o lesioni cerebrali traumatiche. Tuttavia, il dosaggio di CPK-BB è meno comune rispetto a quello di CPK-MM e CPK-MB.

I valori normali di CPK possono variare a seconda del laboratorio e del metodo di misurazione utilizzato. Tuttavia, di seguito sono riportati i range di riferimento generali:

- CPK totale: solitamente inferiore a 200 U/L (unità per litro).

- CPK-MM: solitamente la forma predominante.

È importante sottolineare che l'interpretazione dei livelli di CPK deve essere correlata al contesto clinico e ad altri esami diagnostici. Un aumento dei livelli di CPK può indicare la presenza di una condizione patologica, ma è necessario valutare anche altri fattori, come i sintomi del paziente, la storia medica e altri esami diagnostici, per ottenere una diagnosi accurata.

Creatininemia

La creatininemia è un esame di laboratorio che misura la concentrazione di creatinina nel sangue. La creatinina è un prodotto di scarto derivato dalla degradazione della creatina, una sostanza coinvolta nel metabolismo dell'energia muscolare. La creatinina viene prodotta costantemente dai muscoli e viene eliminata principalmente attraverso i reni.

La misurazione della creatininemia è un test importante per valutare la funzionalità renale. I reni filtrano la creatinina dal sangue e la eliminano attraverso l'urina. Quindi, livelli elevati di creatinina nel sangue possono indicare un ridotto filtraggio renale o una compromissione della funzione renale.

I valori di riferimento per la creatininemia possono variare leggermente a seconda del laboratorio e del metodo di misurazione utilizzato. Tuttavia, in generale, i range di riferimento comuni per la creatininemia sono:

- Uomini: 0.7-1.3 mg/dL (62-115 µmol/L)

- Donne: 0.6-1.1 mg/dL (53-97 µmol/L)

Valori superiori ai limiti di riferimento possono indicare una ridotta funzionalità renale, come nell'insufficienza renale acuta o cronica. Altri fattori che possono influenzare i livelli di creatinina includono l'età, la massa muscolare, l'attività fisica, l'alimentazione e l'assunzione di farmaci.

La creatininemia è spesso utilizzata insieme ad altri parametri, come l'azotemia e il tasso di filtrazione glomerulare (GFR), per valutare la funzionalità renale complessiva. Se i livelli di creatinina nel sangue sono elevati, può essere necessario un ulteriore approfondimento clinico, come l'analisi dell'urina, l'ecografia renale o altre indagini, per determinare la causa sottostante e la gravità della disfunzione renale.

Complementemia (C3-C4)

La complementemia si riferisce alla misurazione dei livelli dei componenti del sistema del complemento, in particolare C3 e C4. Il sistema del complemento è una parte importante del sistema immunitario che svolge un ruolo nella difesa dell'organismo contro le infezioni e nella regolazione delle risposte infiammatorie.

C3 e C4 sono due proteine del sistema del complemento che possono essere misurate nel sangue per valutare l'attivazione del sistema immunitario. I livelli di C3 e C4 possono variare in diverse condizioni, comprese le malattie autoimmuni, le infezioni, le malattie infiammatorie e altre patologie.

Un basso livello di C3 o C4 può indicare un'attivazione del sistema del complemento o una diminuzione dei livelli normali nelle malattie che coinvolgono il sistema immunitario. Al contrario, livelli elevati di C3 o C4 possono essere osservati in alcune condizioni infiammatorie o in presenza di infezioni.

L'interpretazione dei risultati della complementemia, inclusi i livelli di C3 e C4, richiede una valutazione da parte di un medico specializzato, come un reumatologo o un immunologo, che può considerare i risultati nel contesto della storia clinica del paziente e di altri esami di laboratorio per una diagnosi accurata e per determinare il trattamento appropriato, se necessario.

Cortisolo

Il cortisolo è un ormone steroideo prodotto dalle ghiandole surrenali. È noto anche come "ormone dello stress" poiché la sua produzione aumenta in risposta allo stress fisico o psicologico.

Un esame di cortisolo misura i livelli di questo ormone nel sangue o nelle urine. Viene solitamente richiesto per valutare la funzione surrenale, monitorare il trattamento con corticosteroidi o indagare su disturbi endocrini.

Il cortisolo svolge un ruolo essenziale nella regolazione del metabolismo, della risposta infiammatoria, del sistema immunitario e del ciclo sonno-veglia. I suoi livelli possono variare durante il giorno, con livelli più alti al mattino e più bassi la sera.

Valori anormali di cortisolo possono indicare una disfunzione delle ghiandole surrenali, come l'insufficienza surrenalica o la sindrome di Cushing, che è caratterizzata da un'eccessiva produzione di cortisolo. Livelli elevati di cortisolo possono anche essere associati a situazioni di stress cronico, disturbi dell'umore o uso di farmaci corticosteroidi.

L'interpretazione dei risultati del test di cortisolo dovrebbe essere effettuata da un medico specializzato, come un endocrinologo, che può valutare i risultati insieme alla storia clinica del paziente e ad altri esami di laboratorio per una diagnosi accurata e per determinare il trattamento appropriato, se necessario.

Coombs (Test di)

Il test di Coombs diretto, noto anche come test di antiglobulina diretta (DAT, Direct Antiglobulin Test), è un esame di laboratorio utilizzato per rilevare la presenza di anticorpi o complemento attaccati direttamente alla superficie dei globuli rossi.

Il test di Coombs diretto viene spesso utilizzato per diagnosticare e confermare la presenza di una reazione autoimmune o di una reazione avversa a una trasfusione di sangue. Può anche essere eseguito per determinare la presenza di anticorpi materni che possono causare anemia emolitica nel neonato.

Ecco come viene eseguito il test di Coombs diretto:

1. Prelievo di campione di sangue: Viene prelevato un campione di sangue dal paziente o dal neonato, di solito da una vena nel braccio o tramite un prelievo da un cordone ombelicale.

2. Preparazione del campione: Il campione di sangue viene trattato con una soluzione contenente anticorpi anti-immunoglobulina umana (anti-IgG) o anticorpi anti-C3d, che si legano agli anticorpi o al complemento presenti sulla superficie dei globuli rossi.

3. Osservazione al microscopio o analisi strumentale: Il campione di sangue trattato viene osservato al microscopio o analizzato tramite strumenti di laboratorio per rilevare la presenza di aggregati di globuli rossi, che indica la presenza di anticorpi o complemento attaccati alle cellule.

Un risultato positivo al test di Coombs diretto indica la presenza di anticorpi o complemento attaccati direttamente ai globuli rossi, suggerendo una reazione autoimmune o una reazione avversa a una trasfusione di sangue. Questo può verificarsi, ad esempio, in caso di malattia emolitica del neonato, anemia emolitica autoimmune, reazioni trasfusionali emolitiche o altre condizioni simili.

È importante consultare un medico o un professionista sanitario per una corretta interpretazione dei risultati del test di Coombs diretto, poiché può essere necessaria una valutazione clinica aggiuntiva per determinare la causa sottostante e pianificare il trattamento appropriato.

Cyfra 2-1

Cyfra 21-1 è un marcatore tumorale che viene utilizzato come test di supporto nella diagnosi e nel monitoraggio del cancro polmonare a piccole cellule e del cancro del tratto uroepiteliale, come il carcinoma uroteliale della vescica.

Il test del Cyfra 21-1 misura la concentrazione di questa proteina nel sangue. Livelli elevati di Cyfra 21-1 possono essere osservati in pazienti affetti da tumori maligni, ma possono anche essere elevati in altre condizioni non cancerose, come l'infiammazione o le malattie polmonari.

I valori di riferimento per il Cyfra 21-1 possono variare a seconda del laboratorio e del metodo di misurazione utilizzato. In generale, valori superiori a 3,3 ng/mL (nanogrammi per millilitro) sono considerati elevati. Tuttavia, è importante sottolineare che i livelli di Cyfra 21-1 possono variare da persona a persona e che non tutti i pazienti con cancro polmonare o uroteliale presenteranno livelli elevati di Cyfra 21-1.

Il test del Cyfra 21-1 viene utilizzato principalmente nel monitoraggio dei pazienti già diagnosticati con cancro polmonare a piccole cellule o cancro uroteliale, per valutare la risposta al trattamento, rilevare eventuali recidive o monitorare la progressione della malattia. Può anche essere utilizzato in combinazione con altri esami diagnostici per valutare il rischio di questi tipi di cancro in alcune situazioni cliniche specifiche.

La valutazione dei risultati del test del Cyfra 21-1 deve essere effettuata da un medico specializzato, come un oncologo o un urologo, che considererà anche altri fattori clinici, come la storia medica del paziente, i sintomi e gli esami complementari per formulare una diagnosi accurata e un piano di trattamento appropriato.

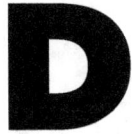

D-dimero

Il D-dimero è un marcatore utilizzato per la valutazione della formazione di coaguli di fibrina nel sangue. La fibrina è una proteina coinvolta nella coagulazione del sangue e il suo clivaggio produce i frammenti D-dimero.

Il test del D-dimero viene spesso utilizzato per escludere o confermare la presenza di un coagulo di sangue anormale, come nell'embolia polmonare o nella trombosi venosa profonda. Quando si verifica un coagulo di sangue, l'enzima plasmina degrada la fibrina e produce frammenti di D-dimero che possono essere rilevati nel sangue.

Un risultato negativo del test del D-dimero suggerisce la probabilità di assenza di un coagulo di sangue significativo. Tuttavia, un risultato positivo non è specifico per la presenza di una condizione trombotica, poiché il D-dimero può essere elevato in altre situazioni come infiammazione, trauma, gravidanza o post-intervento chirurgico.

Il test del D-dimero è solitamente utilizzato come strumento di screening in combinazione con l'analisi dei sintomi clinici e altri esami diagnostici per determinare la presenza o l'assenza di un coagulo di sangue. La sua interpretazione richiede competenza medica e viene valutata in base al contesto clinico specifico.

Delta 4 Androstenedione (D4A)

La delta 4 androstenedione (D4A) è un ormone steroideo prodotto nelle ghiandole surrenali e nei testicoli (negli uomini) o nelle ovaie (nelle donne). È un precursore degli ormoni sessuali, tra cui il testosterone ed estrogeni come l'estriolo ed estrone.

Un esame di delta 4 androstenedione misura i livelli di questo ormone nel sangue. Viene spesso richiesto per valutare la funzione surrenale o per valutare disturbi legati alla produzione di ormoni sessuali.

Nei maschi, i livelli di D4A possono essere utilizzati per valutare la funzione testicolare e la produzione di testosterone. Valori elevati di D4A possono indicare un'iperproduzione di ormoni androgeni o condizioni come l'iperplasia surrenale congenita.

Nelle femmine, i livelli di D4A possono essere utilizzati per valutare la funzione ovarica e la produzione di estrogeni. Valori elevati possono essere associati a condizioni come l'ovaio policistico o tumori delle ovaie.

È importante sottolineare che l'interpretazione dei risultati del test di delta-4-androstenedione dovrebbe essere effettuata da un medico specializzato, come un endocrinologo, che può valutare i risultati insieme alla storia clinica del paziente e ad altri esami di laboratorio per una diagnosi accurata e per determinare il trattamento appropriato, se necessario.

DHEA

Il DHEA (deidroepiandrosterone) è un ormone steroideo prodotto principalmente dalle ghiandole surrenali. È un precursore di altri ormoni sessuali, come il testosterone ed estrogeni come l'estrogeno.

Un esame di DHEA misura i livelli di questo ormone nel sangue. Viene spesso richiesto per valutare la funzione surrenale, valutare disturbi legati alla produzione di ormoni sessuali o valutare la fertilità.

Il DHEA svolge un ruolo importante nella regolazione del metabolismo, della funzione immunitaria e della libido. I suoi livelli tendono a diminuire con l'età.

Valori elevati o bassi di DHEA possono essere indicativi di condizioni mediche specifiche. Ad esempio, valori bassi di DHEA possono essere associati a condizioni come l'insufficienza surrenalica, l'ipogonadismo o il disturbo dell'ovaio policistico. Al contrario, valori elevati di DHEA possono essere indicativi di condizioni come l'iperplasia surrenale congenita o tumori delle ghiandole surrenali.

L'interpretazione dei risultati del test di DHEA dovrebbe essere effettuata da un medico specializzato, come un endocrinologo, che può valutare i risultati insieme alla storia clinica del paziente, ad altri esami di laboratorio e a eventuali sintomi per una diagnosi accurata e per determinare il trattamento appropriato, se necessario.

DHEAS

Il DHEAS (deidroepiandrosterone solfato) è un ormone steroideo prodotto principalmente nelle ghiandole surrenali. È la forma solfato del DHEA (deidroepiandrosterone) ed è il composto di DHEA più abbondante nel sangue.

Un esame di DHEAS misura i livelli di questo ormone nel sangue. Viene spesso richiesto per valutare la funzione surrenale, valutare disturbi legati alla produzione di ormoni sessuali o valutare la fertilità.

Il DHEAS svolge un ruolo importante nella regolazione del metabolismo, della funzione immunitaria e nella produzione di altri ormoni sessuali. I suoi livelli tendono a diminuire con l'età.

I valori di DHEAS possono essere utilizzati per valutare la funzione surrenale. Livelli bassi di DHEAS possono essere associati a condizioni come l'insufficienza surrenalica o l'ipogonadismo. Al contrario, livelli elevati di DHEAS possono essere indicativi di condizioni come l'iperplasia surrenale congenita o tumori delle ghiandole surrenali.

Tuttavia, l'interpretazione dei risultati del test di DHEAS deve essere effettuata da un medico specializzato, come un endocrinologo, che può valutare i risultati insieme alla storia clinica del paziente, ad altri esami di laboratorio e a eventuali sintomi per una diagnosi accurata e per determinare il trattamento appropriato, se necessario.

Diidrotestosterone

Il diidrotestosterone (DHT) è un metabolita attivo del testosterone. Viene prodotto a partire dal testosterone attraverso un'enzima chiamato 5-alfa-reduttasi, che converte il testosterone in DHT. Il DHT svolge un ruolo importante nello sviluppo e nel mantenimento delle caratteristiche sessuali maschili, compresa la crescita dei peli corporei, lo sviluppo dei genitali esterni e la regolazione della prostata.

Un esame di diidrotestosterone misura i livelli di questo ormone nel sangue. Viene solitamente richiesto per valutare condizioni come l'alopecia androgenetica (calvizie maschile) e l'iperplasia prostatica benigna (ingrossamento della prostata). Valori elevati di diidrotestosterone possono essere correlati a una maggiore attività androgenica e possono essere coinvolti nella perdita dei capelli o nell'ingrossamento della prostata.

Tuttavia, è importante notare che il livello di diidrotestosterone da solo potrebbe non essere sufficiente per una diagnosi accurata delle condizioni sopra menzionate. Altri fattori, come la storia clinica del paziente, i sintomi e altri esami di laboratorio, possono essere necessari per una valutazione completa.

L'interpretazione dei risultati del test di diidrotestosterone dovrebbe essere effettuata da un medico specializzato, come un dermatologo o un urologo, che può valutare i risultati insieme alla storia clinica del paziente per una diagnosi precisa e per determinare il trattamento appropriato, se necessario.

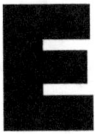

Elettroforesi dell'emoglobina

L'elettroforesi dell'emoglobina è un test di laboratorio utilizzato per separare e identificare i diversi tipi di emoglobina presenti nel sangue. L'emoglobina è una proteina presente all'interno dei globuli rossi responsabile del trasporto dell'ossigeno dai polmoni ai tessuti del corpo.

L'elettroforesi dell'emoglobina sfrutta le diverse proprietà di carica elettrostatica delle varie forme di emoglobina per separarle in bande distintive su una striscia di gel. Ciò consente di identificare e quantificare le diverse emoglobine presenti nel campione di sangue.

Il test è spesso utilizzato per diagnosticare e monitorare le emoglobinopatie, che sono malattie caratterizzate da alterazioni strutturali o quantitative dell'emoglobina. Alcune delle emoglobinopatie più comuni includono l'anemia falciforme, la talassemia e l'emoglobina C.

L'elettroforesi dell'emoglobina può anche rilevare varianti genetiche dell'emoglobina che possono influenzare la funzione o la stabilità dell'emoglobina stessa.

L'interpretazione dei risultati dell'elettroforesi dell'emoglobina richiede competenza e conoscenza specifica, quindi è importante consultare un medico o un ematologo per una corretta valutazione e diagnosi.

Emocromo

L'Emocromo, noto anche come esame emocromocitometrico o esame del sangue completo, è un test di laboratorio che analizza i componenti cellulari del sangue per fornire informazioni sullo stato di salute generale di una persona. Questo test permette di valutare la quantità e la qualità dei globuli rossi, dei globuli bianchi e delle piastrine nel sangue.

I parametri comunemente misurati nell'Emocromo includono:

1. Emoglobina (Hb): Misura la quantità di emoglobina presente nei globuli rossi, che è responsabile del trasporto dell'ossigeno.

2. Ematocrito (Hct): Rappresenta la percentuale di volume occupato dai globuli rossi nel sangue.

3. Globuli bianchi (leucociti): Misura il numero totale di globuli bianchi, che sono le cellule coinvolte nella risposta immunitaria.

4. Formula leucocitaria: Indica la proporzione dei diversi tipi di globuli bianchi presenti nel campione di sangue (come neutrofili, linfociti, monociti, eosinofili e basofili).

5. Piastrine (trombociti): Misura il numero di piastrine nel sangue, che sono importanti per la coagulazione.

Alcuni laboratori possono fornire ulteriori parametri come il volume corpuscolare medio (MCV), la concentrazione di emoglobina corpuscolare media (MCHC) e il numero medio di globuli rossi (MCV), che forniscono ulteriori informazioni sulla forma, la dimensione e la composizione dei globuli rossi.

L'Emocromo è un test di screening di routine utilizzato per valutare l'anemia, le infezioni, i disturbi ematologici, l'infiammazione e altre condizioni mediche. Tuttavia, per una valutazione accurata dei risultati e una diagnosi definitiva, è consigliabile consultare un medico o un professionista sanitario esperto che possa interpretare i dati in relazione al quadro clinico complessivo.

Emoglobina Glicata

L'emoglobina glicata, nota anche come emoglobina A1c (HbA1c), è un test di laboratorio che misura la quantità di glucosio legato all'emoglobina nel sangue. Questo test fornisce una stima della media degli livelli di zucchero nel sangue nel corso di un periodo di tempo di circa 2-3 mesi, poiché l'emoglobina è presente nei globuli rossi per un periodo di vita di circa 120 giorni.

L'emoglobina glicata viene spesso utilizzata per valutare il controllo a lungo termine del glucosio nel sangue nelle persone con diabete. È un indicatore utile per valutare se il livello di zucchero nel sangue è stato ben gestito nel corso del tempo.

I risultati dell'emoglobina glicata vengono espressi come percentuale del glucosio legato all'emoglobina rispetto all'emoglobina totale presente nel sangue. Di seguito sono riportati i range comuni di riferimento per l'emoglobina glicata:

- Valore normale: Inferiore al 5,7%
- Prediabete: 5,7% - 6,4%
- Diabete: 6,5% o superiore

È importante notare che i range di riferimento possono variare leggermente tra i laboratori. Inoltre, è possibile che i medici adottino criteri specifici per la valutazione dei risultati dell'emoglobina glicata in base alle condizioni individuali del paziente.

L'emoglobina glicata è un importante strumento di monitoraggio nel trattamento del diabete, ma è sempre consigliabile discutere i risultati con un medico o un professionista sanitario per una valutazione completa e per determinare le azioni necessarie per il controllo adeguato del glucosio nel sangue.

Emogruppo - Fattore RH

L'emogruppo e il fattore Rh sono due caratteristiche importanti che vengono determinate attraverso un esame del sangue e che forniscono informazioni sulle caratteristiche dei globuli rossi di una persona. Questi dati sono fondamentali nel contesto delle trasfusioni di sangue e delle gravidanze.

L'emogruppo si riferisce alla presenza di determinate proteine chiamate antigeni sulle membrane dei globuli rossi. I due tipi principali di emogruppo sono il gruppo ABO e il gruppo Rh.

1. Gruppo ABO: Il sistema ABO classifica il sangue in quattro tipi principali: A, B, AB e O. Questo sistema si basa sulla presenza o l'assenza di antigeni A e B sulle cellule. Ad esempio, una persona con gruppo sanguigno A ha antigeni A sulla superficie delle cellule rosse, mentre una persona con gruppo sanguigno B ha antigeni B. Una persona con gruppo sanguigno AB ha entrambi gli antigeni, mentre una persona con gruppo sanguigno O non ha né antigeni A né B.

2. Fattore Rh: Il fattore Rh indica la presenza o l'assenza dell'antigene Rh sulle cellule rosse. Se una persona ha l'antigene Rh presente, viene definita Rh positiva. Se l'antigene Rh non è presente, viene definita Rh negativa.

Quando si parla di gruppo sanguigno completo, viene spesso specificato sia il gruppo ABO che il fattore Rh. Ad esempio, una persona potrebbe essere di gruppo sanguigno A positivo (A+), B negativo (B-), AB positivo (AB+), O negativo (O-) e così via.

La conoscenza del gruppo sanguigno e del fattore Rh è essenziale per le trasfusioni di sangue, in quanto è necessario abbinare il tipo di sangue del donatore con quello del ricevente per evitare reazioni avverse. Inoltre, nel contesto delle gravidanze, le donne Rh negative che sono incinte di un feto Rh positivo richiedono una particolare attenzione per evitare la formazione di anticorpi anti-Rh che potrebbero influire sulle gravidanze successive.

L'emogruppo e il fattore Rh sono informazioni importanti che vengono spesso inclusi nelle cartelle cliniche dei pazienti per facilitare la gestione dei trattamenti medici appropriati in diverse situazioni.

Epstein Barr Virus IgG

Gli anticorpi IgG contro il virus di Epstein-Barr (EBV) sono misurati per determinare se una persona è stata precedentemente infettata da EBV. L'EBV è un virus appartenente alla famiglia degli Herpesviridae ed è la causa comune della mononucleosi infettiva.

La presenza di anticorpi IgG contro l'EBV indica un'infezione passata o una precedente esposizione al virus. Una volta che una persona è infettata da EBV, il sistema immunitario produce anticorpi IgG specifici per combattere il virus. Questi anticorpi possono persistere nel sangue per molto tempo, a volte per tutta la vita.

La presenza di anticorpi IgG contro l'EBV è comune nella popolazione generale, poiché molte persone sono state infettate da EBV in passato. Pertanto, un risultato positivo per gli anticorpi IgG non indica necessariamente un'infezione attiva o recente da EBV. Tuttavia, può indicare che la persona è immune all'EBV o ha avuto un'infezione passata.

L'interpretazione dei risultati del test per gli anticorpi IgG contro l'EBV dovrebbe essere effettuata da un medico, come un medico infettivologo o un immunologo, che può valutare i risultati nel contesto clinico e considerare altri fattori per una diagnosi accurata e per determinare se ulteriori indagini o trattamenti sono necessari.

Epstein Barr Virus IgM

Gli anticorpi IgM contro il virus di Epstein-Barr (EBV) sono misurati per identificare una recente infezione primaria o una reattivazione dell'EBV nel corpo. L'EBV è un virus appartenente alla famiglia degli Herpesviridae ed è la causa comune della mononucleosi infettiva.

La presenza di anticorpi IgM contro l'EBV indica una risposta immunitaria attiva contro l'infezione. L'IgM viene prodotto nelle prime fasi dell'infezione e tende a scomparire dopo alcune settimane o mesi. Pertanto, un risultato positivo per gli anticorpi IgM contro l'EBV suggerisce un'infezione recente o attiva.

Tuttavia, è importante notare che la presenza di anticorpi IgM da sola non fornisce una diagnosi definitiva di un'infezione attiva da EBV. Altri fattori, come la storia clinica del paziente, i sintomi, gli esami fisici e altri esami di laboratorio, devono essere considerati per una diagnosi accurata.

L'interpretazione dei risultati del test per gli anticorpi IgM contro l'EBV dovrebbe essere effettuata da un medico, come un medico infettivologo o un immunologo, che può valutare i risultati nel contesto clinico per una diagnosi accurata e per determinare se ulteriori indagini o trattamenti sono necessari.

Estriolo (E3)

L'estriolo (E3) è un ormone steroideo prodotto principalmente dalla placenta durante la gravidanza. È uno degli estrogeni naturali presenti nel corpo umano. L'estriolo gioca un ruolo importante nella regolazione del sistema riproduttivo femminile durante la gravidanza.

Il dosaggio dell'estriolo viene utilizzato principalmente per valutare la funzione placentare e monitorare la salute del feto durante la gravidanza. I livelli di estriolo possono fornire informazioni sul corretto funzionamento della placenta e sulla produzione di ormoni da parte della placenta stessa. Valori anormali di estriolo possono indicare problemi nella placenta o nel feto.

È importante notare che l'estriolo può essere misurato in diversi modi, tra cui il dosaggio dell'estriolo libero o totale nell'urina o nel sangue materno. La scelta del metodo di dosaggio dipenderà dalle specifiche necessità cliniche e dal protocollo diagnostico adottato.

È importante consultare un medico per interpretare correttamente i risultati dell'estriolo e valutare la loro rilevanza clinica. Il medico prenderà in considerazione anche altri fattori, come l'età gestazionale, la storia medica della madre e altri esami correlati, per fornire una valutazione completa della salute materna e fetale.

Si sconsiglia l'interpretazione dei risultati dell'estriolo senza la consulenza di un medico, in quanto richiedono una valutazione esperta e contestualizzata per formulare una diagnosi appropriata e stabilire un piano di gestione adeguato.

Estrone (E1)

L'estrone (E1) è un ormone steroideo appartenente al gruppo degli estrogeni. È uno dei principali estrogeni prodotti nel corpo umano, principalmente dalle ovaie nelle donne e in misura minore dai testicoli negli uomini. L'estrone svolge un ruolo importante nella regolazione del sistema riproduttivo e nell'equilibrio ormonale.

L'estrone viene convertito a partire dall'androstenedione, un ormone prodotto dalle ghiandole surrenali e dalle ovaie o dai testicoli, tramite un processo di aromatizzazione. L'estrone può essere ulteriormente convertito in estradiolo, un altro importante ormone estrogeno.

Il dosaggio dell'estrone può essere utilizzato per valutare l'equilibrio degli estrogeni nel corpo e monitorare la funzione ovarica nelle donne, specialmente durante la menopausa. Inoltre, può essere utile nella diagnosi e nel monitoraggio di alcune condizioni mediche, come i tumori estrogeno-sensibili, l'obesità e l'insufficienza ovarica.

È importante notare che i livelli di estrone possono variare in base a diversi fattori, tra cui l'età, il sesso, lo stato di gravidanza e l'assunzione di farmaci. La valutazione dei risultati dell'estrone richiede quindi una valutazione clinica completa e l'interpretazione di un medico o di un professionista sanitario esperto nel campo dell'endocrinologia o della ginecologia.

Si raccomanda di consultare un medico per interpretare correttamente i risultati dell'estrone e valutare la loro rilevanza clinica. Il medico prenderà in considerazione anche altri fattori, come i sintomi, la storia medica e altri esami correlati, per formulare una diagnosi appropriata e stabilire un piano di trattamento adeguato.

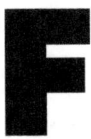

Ferritina

La ferritina è una proteina presente nel sangue che svolge un ruolo chiave nella regolazione del ferro nel corpo. La ferritina immagazzina il ferro in forma non tossica e lo rilascia quando è necessario per soddisfare le esigenze del corpo.

Il test della ferritina misura la concentrazione di ferritina nel sangue ed è utilizzato per valutare le riserve di ferro nel corpo. Questo test è spesso utilizzato nella diagnosi e nel monitoraggio di disturbi del metabolismo del ferro, come l'anemia ferropriva o l'emocromatosi.

I valori di riferimento per la ferritina possono variare a seconda del laboratorio e del metodo di misurazione utilizzato. In generale, negli uomini adulti, i livelli normali di ferritina si situano generalmente nell'intervallo di 20-250 ng/mL (nanogrammi per millilitro), mentre nelle donne adulte i valori normali possono variare tra 10-120 ng/mL.

Tuttavia, è importante sottolineare che i range di riferimento possono differire leggermente da un laboratorio all'altro, quindi è sempre meglio consultare i valori di riferimento specifici del laboratorio che ha eseguito il test.

Fibrinogeno

Il fibrinogeno è una proteina che svolge un ruolo fondamentale nella coagulazione del sangue. Viene prodotto dal fegato e si trasforma in fibrina durante il processo di coagulazione per formare un coagulo.

La misurazione dei livelli di fibrinogeno nel sangue può essere utile per valutare la funzione del sistema di coagulazione, monitorare il trattamento anticoagulante o diagnosticare condizioni che coinvolgono la coagulazione del sangue.

I valori di riferimento per il fibrinogeno possono variare a seconda del laboratorio e del metodo di misurazione utilizzato. Di solito, i valori normali di fibrinogeno nel sangue sono compresi tra 200 e 400 milligrammi per decilitro (mg/dL) o tra 2 e 4 grammi per litro (g/L).

Un basso livello di fibrinogeno nel sangue può essere associato a disturbi della coagulazione, come l'emofilia o la sindrome da consumo di fibrinogeno. Al contrario, un alto livello di fibrinogeno può essere osservato in condizioni infiammatorie, infezioni, malattie del fegato o durante la gravidanza.

È importante notare che la misurazione del fibrinogeno da sola non fornisce una diagnosi specifica. I risultati del test del fibrinogeno devono essere interpretati insieme ad altri esami diagnostici e alle informazioni cliniche per ottenere una valutazione accurata della condizione del paziente.

Fosfatasi acida prostatica

La fosfatasi acida prostatica (PAP, dall'inglese Prostatic Acid Phosphatase) è un enzima prodotto principalmente dalle cellule della prostata. È coinvolto nella produzione del liquido prostatico e svolge un ruolo nella fertilità maschile. La fosfatasi acida prostatica può essere rilevata tramite un esame del sangue chiamato dosaggio della fosfatasi acida prostatica.

L'analisi della fosfatasi acida prostatica viene utilizzata principalmente per valutare la funzione della prostata e per rilevare eventuali anomalie o malattie, come il cancro alla prostata. Tuttavia, è importante sottolineare che la fosfatasi acida prostatica può anche essere presente in altre parti del corpo, come nelle ossa e nel sistema nervoso, quindi i livelli sierici di PAP possono essere influenzati da condizioni diverse dal cancro alla prostata.

I valori di riferimento per la fosfatasi acida prostatica possono variare da laboratorio a laboratorio, ma in generale, livelli elevati di PAP possono essere indicativi di un'anomalia nella prostata, come l'ipertrofia prostatica benigna (ingrossamento della prostata) o il cancro alla prostata. Tuttavia, è importante ricordare che i livelli di PAP possono anche essere influenzati da altri fattori, come l'età, le infezioni prostatiche o lesioni alla prostata.

Nel contesto di una valutazione completa della prostata, la misurazione della fosfatasi acida prostatica può essere combinata con altri esami, come il dosaggio dell'antigene prostatico specifico (PSA), l'esame rettale digitale (ERD) e l'ecografia transrettale, per ottenere una valutazione più accurata della funzione prostatica e per individuare eventuali anomalie.

Se i livelli di fosfatasi acida prostatica risultano elevati, il medico può raccomandare ulteriori indagini o esami, come una biopsia prostatica, per determinare la causa precisa dell'aumento dei livelli di PAP e formulare una diagnosi appropriata. Solo un medico specializzato sarà in grado di interpretare correttamente i risultati dell'esame e fornire un'adeguata consulenza e gestione.

Fosfatasi acida totale

La fosfatasi acida totale (FAT) è un enzima presente in diverse parti del corpo, tra cui il fegato, le ossa, i reni, l'intestino e la milza. La sua funzione principale è quella di catalizzare la reazione di idrolisi dei gruppi fosfato da vari substrati all'interno delle cellule.

La misurazione dei livelli di fosfatasi acida totale nel sangue può fornire informazioni utili nella diagnosi e nel monitoraggio di diverse condizioni, tra cui le malattie epatiche, le malattie ossee, le malattie del tratto gastrointestinale e le malattie renali. L'aumento dei livelli di fosfatasi acida totale può essere indicativo di una condizione patologica che coinvolge una o più di queste aree.

I valori normali di fosfatasi acida totale possono variare a seconda del laboratorio e del metodo di misurazione utilizzato. Tuttavia, di solito si considerano range di riferimento per la FAT tra 20 e 70 unità per litro (U/L) per gli adulti.

È importante sottolineare che i livelli di fosfatasi acida totale da soli non sono sufficienti per fare una diagnosi definitiva di una particolare condizione. La valutazione dei risultati della FAT deve essere correlata al contesto clinico e ad altri esami diagnostici per ottenere una diagnosi accurata.

Fosforemia

La fosforemia è un esame di laboratorio che misura la concentrazione di fosforo nel sangue. Il fosforo è un minerale essenziale presente nel nostro corpo e svolge un ruolo vitale in molti processi biologici, come la formazione e il mantenimento delle ossa e dei denti, il metabolismo energetico e la regolazione delle reazioni chimiche cellulari.

I valori di riferimento per la fosforemia possono variare leggermente a seconda del laboratorio e del metodo di misurazione utilizzato. In generale, i range di riferimento comuni per la fosforemia sono:

- Range normale: 2.5-4.5 mg/dL (0.81-1.45 mmol/L)

Livelli di fosforo nel sangue al di sotto del range normale sono indicativi di ipofosforemia, mentre livelli superiori al range normale indicano iperfosforemia.

L'ipofosforemia può essere causata da diverse condizioni, tra cui malnutrizione, malassorbimento intestinale, iperparatiroidismo, diabete, iperventilazione, sindrome da rilascio tumorale, sindrome da riequilibrio dopo la terapia con dialisi e alcune malattie renali. I sintomi dell'ipofosforemia possono includere affaticamento, debolezza muscolare, formicolio o intorpidimento alle estremità, problemi di memoria e concentrazione e, in casi gravi, convulsioni.

L'iperfosforemia può essere causata da condizioni come l'insufficienza renale cronica, l'ipoparatiroidismo, l'ipoparatiroidismo pseudoipocalcemico ereditario, l'eccessivo assunzione di fosforo attraverso la dieta, l'uso di alcuni farmaci e la sindrome da lisi tumorale. L'iperfosforemia può essere associata a bassi livelli di calcio nel sangue (ipocalcemia) e può causare sintomi come affaticamento, debolezza muscolare, prurito, alterazioni cardiache e ossee.

Il trattamento della fosforemia dipende dalla causa sottostante. Nell'ipofosforemia, può essere necessario aumentare l'assunzione di fosforo attraverso la dieta o l'assunzione di integratori di fosforo. Nell'iperfosforemia, può essere necessario limitare l'assunzione di fosforo attraverso la dieta, utilizzare farmaci che legano il fosforo nel tratto gastrointestinale o, in caso di insufficienza renale cronica, sottoporsi a trattamenti di dialisi.

È importante sottolineare che la fosforemia è spesso valutata insieme ad altri parametri e sintomi clinici per una valutazione completa dell'equilibrio dei minerali nel corpo. Pertanto, è sempre consigliabile consultare un medico o un professionista sanitario per una corretta interpretazione dei risultati della fosforemia e per una diagnosi accurata e un trattamento adeguato delle condizioni correlate.

FSH

FSH (follicle-stimulating hormone) è un ormone prodotto dalla ghiandola pituitaria anteriore, situata nella parte inferiore del cervello. La sua principale funzione è quella di stimolare la crescita e lo sviluppo dei follicoli nelle ovaie nelle donne e la produzione di spermatozoi negli uomini.

Un esame di FSH misura i livelli di questo ormone nel sangue. I valori di FSH possono variare a seconda del sesso, dell'età e dello stato fisiologico. Nei maschi, i livelli di FSH sono generalmente stabili, mentre nelle donne i livelli di FSH subiscono fluttuazioni durante il ciclo mestruale.

Nei maschi, livelli elevati di FSH nel sangue possono indicare un problema con la produzione di spermatozoi, come un'insufficienza testicolare o un'alterazione dei testicoli. Nei maschi prepuberi, livelli bassi di FSH possono indicare un ritardo nello sviluppo sessuale.

Nelle donne, i livelli di FSH possono essere utilizzati per valutare la funzione ovarica. Livelli elevati di FSH nel sangue possono indicare una diminuzione della funzione ovarica, come la menopausa o l'insufficienza ovarica prematura.

Livelli bassi di FSH possono essere associati a un'alterata funzione ovarica o a un'anomalia ipotalamica o pituitaria.

FT3 (Triiodiotironina libera)

FT3 è l'abbreviazione di "triiodotironina libera" (Free Triiodothyronine in inglese). La triiodotironina (T3) è una delle due principali ormoni tiroidei prodotti dalla ghiandola tiroidea. La T3 svolge un ruolo essenziale nel regolare il metabolismo, il sistema nervoso, la crescita e lo sviluppo.

Il test FT3 misura la quantità di triiodotironina libera presente nel sangue, cioè la frazione di ormone tiroideo che non è legata alle proteine di trasporto. La misurazione della FT3 è importante per valutare la funzione tiroidea e può essere utilizzata per diagnosticare e monitorare disturbi tiroidei, come l'ipertiroidismo o l'ipotiroidismo.

I valori di riferimento per la FT3 possono variare leggermente da un laboratorio all'altro, ma solitamente si situano nell'intervallo di 2,3-4,2 pg/mL (picogrammi per millilitro) o 3,5-6,5 pmol/L (picomoli per litro). È importante confrontare i risultati dei test con i valori di riferimento specifici del laboratorio che ha eseguito l'analisi, poiché le gamme di riferimento possono differire.

L'interpretazione dei risultati della FT3 deve essere fatta da un medico o da un endocrinologo, tenendo conto dei sintomi del paziente, dei risultati di altri esami tiroidei e dell'intero quadro clinico.

FT4

FT4 è l'abbreviazione di "tiroxina libera" (Free Thyroxine in inglese). La tiroxina (T4) è uno degli ormoni tiroidei prodotti dalla ghiandola tiroidea. L'FT4 si riferisce alla frazione di tiroxina circolante nel sangue che non è legata alle proteine di trasporto.

Il test FT4 misura la concentrazione di tiroxina libera nel sangue, che è l'ormone tiroideo biologicamente attivo e responsabile del regolare il metabolismo, la crescita e la funzione degli organi. La misurazione dell'FT4 viene spesso utilizzata per valutare la funzione tiroidea e diagnosticare disturbi tiroidei, come l'ipotiroidismo o l'ipertiroidismo.

I valori di riferimento per l'FT4 possono variare leggermente da un laboratorio all'altro, ma di solito si trovano nell'intervallo di 0,8-1,8 ng/dL (nanogrammi per decilitro) o 10-23 pmol/L (picomoli per litro). È importante considerare i valori di riferimento specifici del laboratorio che ha eseguito il test per interpretare correttamente i risultati.

La valutazione dei risultati dell'FT4 richiede una valutazione clinica completa da parte di un medico o di un endocrinologo, che considererà anche i sintomi del paziente, i risultati di altri test tiroidei e il quadro clinico generale.

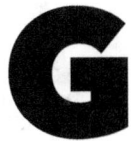

GGT

GGT (gamma-glutamiltransferasi) è un enzima presente principalmente nel fegato, ma anche in altri tessuti come i reni, il pancreas e il tratto gastrointestinale. Un test del sangue che misura i livelli di GGT è chiamato test della gamma-glutamiltransferasi o test GGT.

I valori di riferimento per i livelli di GGT possono variare leggermente a seconda del laboratorio e del metodo di misurazione utilizzato. In generale, i range di riferimento comuni per GGT sono:

- Range normale: 9-48 unità per litro (U/L) per gli uomini e 9-36 U/L per le donne.

L'aumento dei livelli di GGT nel sangue può essere indicativo di disfunzione epatica o ostruzione delle vie biliari. Le cause comuni di elevazione degli enzimi GGT includono:

1. Malattie del fegato: come l'epatite, la cirrosi epatica, l'insufficienza epatica, il fegato grasso non alcolico (NAFLD) e la steatosi epatica.

2. Ostruzione delle vie biliari: come calcoli biliari, tumori delle vie biliari o altre condizioni che bloccano il flusso della bile.

3. Alcolismo: l'eccessivo consumo di alcol può causare danni al fegato e aumentare i livelli di GGT.

4. Uso di farmaci: alcuni farmaci, come alcuni antiepilettici, antinfiammatori non steroidei (FANS), statine e alcuni farmaci per il trattamento dell'ipertensione, possono aumentare i livelli di GGT.

5. Condizioni metaboliche: come il diabete, l'obesità e l'iperlipidemia.

L'elevazione dei livelli di GGT può anche essere osservata in condizioni non legate al fegato, come l'uso di alcol o droghe, malattie cardiovascolari, pancreatite, malattie renali, fumo di sigaretta e obesità.

È importante notare che un aumento dei livelli di GGT non fornisce una diagnosi specifica della condizione sottostante. Ulteriori test e valutazioni cliniche possono essere necessari per identificare la causa esatta e determinare il trattamento appropriato.

Glicemia

La glicemia si riferisce alla concentrazione di glucosio nel sangue, che è un parametro importante per valutare il metabolismo del glucosio nel corpo. Il glucosio è il principale carburante energetico per le cellule e il suo livello nel sangue è strettamente regolato da ormoni come l'insulina e il glucagone.

La misurazione della glicemia viene spesso eseguita mediante un esame del sangue chiamato glicemia o test della glicemia. Questo test può essere eseguito in diversi contesti:

1. Glicemia a digiuno (FBS, Fasting Blood Sugar): Viene misurata dopo un periodo di digiuno di solito di 8-12 ore. È utilizzata per diagnosticare il diabete o valutare il controllo glicemico in pazienti diabetici.

2. Glicemia casuale: Viene misurata in qualsiasi momento della giornata, indipendentemente dal tempo trascorso dall'ultima assunzione di cibo. È utile per la valutazione generale della glicemia.

3. Glicemia postprandiale: Viene misurata 1-2 ore dopo un pasto. È utilizzata per valutare la risposta glicemica dopo l'assunzione di cibo.

I valori normali della glicemia possono variare leggermente a seconda del laboratorio e del metodo di misurazione utilizzato. Tuttavia, in generale, i range di riferimento comuni per la glicemia sono:

- Glicemia a digiuno: 70-99 mg/dL (3.9-5.5 mmol/L)

- Glicemia casuale: 70-140 mg/dL (3.9-7.8 mmol/L)

- Glicemia postprandiale: Inferiore a 140 mg/dL (7.8 mmol/L)

-

Tuttavia, per la diagnosi del diabete, sono utilizzati criteri specifici che richiedono la conferma dei livelli elevati di glicemia in più occasioni.

È importante sottolineare che i valori di riferimento possono variare leggermente a seconda delle linee guida mediche e delle caratteristiche individuali del paziente. Pertanto, è sempre consigliabile consultare un medico o un professionista sanitario per una corretta interpretazione dei risultati della glicemia e per una diagnosi accurata delle condizioni correlate.

GPT/ALT

L'enzima GPT (Glutammato Piruvato Transaminasi), noto anche come ALT (Alanina Aminotransferasi), è un enzima presente principalmente nelle cellule del fegato. Un esame del sangue che misura i livelli di GPT/ALT è chiamato test delle transaminasi o test ALT.

I valori normali di ALT/GPT possono variare leggermente a seconda del laboratorio e del metodo di misurazione utilizzato. In generale, i range di riferimento comuni per ALT/GPT sono:

- Range normale: 10-40 unità per litro (U/L) o 0.17-0.67 microkat/litro (µkat/L)

L'aumento dei livelli di ALT/GPT nel sangue è spesso indicativo di un danno al fegato. Le cause comuni di elevazione degli enzimi ALT/GPT includono:

1. Malattie del fegato: come l'epatite virale (come l'epatite B o C), l'epatite alcolica, la cirrosi epatica, l'epatite autoimmune e l'insufficienza epatica.

2. Danno epatico causato da farmaci: alcuni farmaci, come il paracetamolo, possono causare danni al fegato e aumentare i livelli di ALT/GPT.

3. Fegato grasso non alcolico (NAFLD) e steatosi epatica: condizioni caratterizzate dall'accumulo di grasso nel fegato, spesso associate all'obesità, al diabete o all'iperlipidemia.

4. Malattie autoimmuni: come la malattia autoimmune del fegato, come la colangite biliare primitiva o l'epatite autoimmune.

5. Eccessivo consumo di alcol: l'abuso cronico di alcol può causare danni al fegato e aumentare i livelli di ALT/GPT.

È importante sottolineare che un aumento dei livelli di ALT/GPT non fornisce una diagnosi specifica della condizione sottostante. Ulteriori test e valutazioni cliniche possono essere necessari per identificare la causa esatta e determinare il trattamento appropriato.

GOT /AST

L'enzima GOT (Glutammato Ossalacetato Transaminasi), noto anche come AST (Aspartato Aminotransferasi), è un enzima presente nelle cellule del fegato, del cuore, dei muscoli scheletrici e di altri tessuti. Un esame del sangue che misura i livelli di GOT/AST è chiamato test delle transaminasi o test AST.

I valori normali di AST/GOT possono variare leggermente a seconda del laboratorio e del metodo di misurazione utilizzato. In generale, i range di riferimento comuni per AST/GOT sono:

- Range normale: 10-40 unità per litro (U/L) o 0.17-0.67 microkat/litro (μkat/L)

Un aumento dei livelli di AST/GOT nel sangue può essere indicativo di danni o malattie che coinvolgono il fegato, il cuore, i muscoli o altri tessuti. Le cause comuni di elevazione degli enzimi AST/GOT includono:

1. Malattie del fegato: come l'epatite virale, l'epatite alcolica, la cirrosi epatica e l'insufficienza epatica.

2. Lesioni o malattie cardiache: come l'infarto del miocardio (attacco di cuore), l'insufficienza cardiaca congestizia o l'infiammazione del cuore (miocardite).

3. Danno muscolare: come lesioni muscolari traumatiche, rabdomiolisi (dissoluzione delle cellule muscolari), miosite (infiammazione dei muscoli) o malattie muscolari ereditarie.

4. Altre condizioni: come pancreatite, malattie autoimmuni, tumori, uso di farmaci tossici per il fegato o abuso di alcol.

Tuttavia, è importante sottolineare che un aumento dei livelli di AST/GOT non fornisce una diagnosi specifica della condizione sottostante. Ulteriori test e valutazioni cliniche possono essere necessari per identificare la causa esatta e determinare il trattamento appropriato.

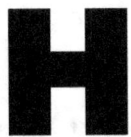

HAV IgG

HAV IgG si riferisce agli anticorpi IgG (immunoglobulina G) prodotti in risposta all'infezione da virus dell'epatite A (HAV). L'epatite A è una malattia virale che colpisce il fegato ed è causata dal virus HAV.

Un test di HAV IgG viene utilizzato per rilevare la presenza di anticorpi IgG specifici per il virus dell'epatite A nel sangue. Questi anticorpi sono prodotti in seguito a un'infezione passata da HAV o a una vaccinazione contro l'epatite A.

Un risultato positivo per HAV IgG indica che il paziente ha avuto un'infezione precedente da HAV o ha ricevuto una vaccinazione contro l'epatite A. Questo indica immunità verso il virus dell'epatite A e la protezione da future infezioni. Un risultato negativo per HAV IgG indica l'assenza di anticorpi specifici per HAV nel sangue, il che suggerisce che il paziente non ha avuto un'infezione passata o una vaccinazione contro l'epatite A.

È importante notare che la presenza di anticorpi IgG non indica una recente infezione o attività dell'infezione, ma solo l'immunità passata o la vaccinazione. Pertanto, il test di

HAV IgG viene utilizzato principalmente per valutare la storia di infezione da HAV e la protezione immunitaria.

HAV IgM

HAV IgM si riferisce agli anticorpi IgM (immunoglobulina M) prodotti in risposta all'infezione da virus dell'epatite A (HAV). L'epatite A è una malattia virale che colpisce il fegato ed è causata dal virus HAV.

Un test di HAV IgM viene utilizzato per rilevare la presenza di anticorpi IgM specifici per il virus dell'epatite A nel sangue. Questi anticorpi sono prodotti durante la fase acuta dell'infezione e indicano una recente infezione da HAV.

Il test di HAV IgM viene spesso eseguito per confermare una diagnosi di infezione acuta da epatite A. Un risultato positivo per HAV IgM indica che il paziente è attualmente infetto o ha recentemente contratto l'infezione da HAV. Un risultato negativo per HAV IgM indica l'assenza di infezione acuta da HAV.

È importante notare che l'interpretazione dei risultati del test di HAV IgM dovrebbe essere effettuata da un medico, poiché possono essere necessari ulteriori esami di laboratorio e valutazioni cliniche per una diagnosi accurata. Inoltre, la presenza di anticorpi IgM può anche essere indicativa di altre infezioni virali o condizioni, quindi è importante considerare i risultati del test nel contesto clinico completo del paziente.

HBc-Ab

HBc-Ab si riferisce agli anticorpi contro l'antigene del core dell'epatite B (HBcAg). Gli anticorpi HBc-Ab vengono prodotti in risposta all'infezione da virus dell'epatite B (HBV).

Esistono due tipi di anticorpi HBc-Ab: HBc-IgM e HBc-IgG.

- HBc-IgM: Gli anticorpi HBc-IgM indicano un'infezione attiva da HBV. Sono rilevabili durante la fase acuta dell'infezione o durante un'infezione recente. La presenza di HBc-IgM può indicare un'infezione attiva o una recente esposizione al virus.

- HBc-IgG: Gli anticorpi HBc-IgG indicano un'infezione passata da HBV o una protezione immunitaria a lungo termine. Possono essere rilevati anche dopo la risoluzione dell'infezione o dopo la vaccinazione contro l'epatite B. Gli anticorpi HBc-IgG possono persistere per tutta la vita come segno di immunità pregressa.

La presenza di HBc-Ab, sia HBc-IgM che HBc-IgG, indica un contatto precedente con il virus dell'epatite B. Tuttavia, la presenza di anticorpi HBc-Ab da sola non indica l'attuale presenza del virus nel sangue o la fase dell'infezione. Per valutare l'attività dell'infezione da HBV e la fase dell'infezione, è necessario considerare anche altri marker, come l'HBsAg e l'HBV-DNA.

HBc-IgM

HBc-IgM si riferisce agli anticorpi di classe IgM contro l'antigene del core dell'epatite B (HBcAg). Questi anticorpi vengono prodotti in risposta all'infezione acuta da virus dell'epatite B (HBV) e sono considerati un marker di un'infezione recente o attiva.

La presenza di HBc-IgM indica generalmente un'infezione acuta da HBV, poiché questi anticorpi sono prodotti durante la fase iniziale dell'infezione. Sono solitamente rilevabili nel sangue poco dopo l'esposizione al virus e possono persistere per alcuni mesi durante la fase acuta dell'infezione. La presenza di HBc-IgM può indicare un'attività virale attiva e una replicazione del virus.

Tuttavia, è importante notare che la presenza di HBc-IgM da sola non fornisce informazioni complete sulla fase dell'infezione o sulla gravità della malattia. Altri marker come l'HBsAg (antigene di superficie dell'epatite B) e l'HBV-DNA (acido nucleico virale) sono spesso valutati insieme agli HBc-IgM per una diagnosi più accurata.

L'interpretazione dei risultati del test per HBc-IgM dovrebbe essere effettuata da un medico, come un gastroenterologo o un infettivologo, che può valutare i risultati insieme alla storia clinica del paziente e ad altri esami di laboratorio per una diagnosi accurata e per determinare la gestione e il trattamento appropriati, se necessario.

HBsAb

HBsAb, o anticorpi anti-HBs, si riferisce agli anticorpi specifici contro l'antigene di superficie dell'epatite B (HBsAg). Gli anticorpi anti-HBs sono prodotti in risposta all'infezione da virus dell'epatite B (HBV) o dopo la vaccinazione contro l'epatite B.

Un test per HBsAb viene utilizzato per rilevare la presenza di anticorpi anti-HBs nel sangue di una persona. Un risultato positivo per HBsAb indica che il paziente è immune all'infezione da HBV. Ciò può essere il risultato di un'infezione risolta in passato o di una vaccinazione contro l'epatite B.

L'immunità conferita dagli anticorpi anti-HBs è considerata protettiva e indica che il paziente è stato esposto a HBV o ha ricevuto una vaccinazione efficace. La presenza di anticorpi anti-HBs indica che il paziente è immune all'infezione da HBV e generalmente non richiede ulteriori misure preventive.

Un risultato negativo per HBsAb indica l'assenza di anticorpi specifici contro l'HBsAg. Ciò indica che il paziente non è immune all'infezione da HBV o non ha ricevuto una vaccinazione efficace. In tal caso, il paziente può essere suscettibile all'infezione da HBV e potrebbe essere consigliata la vaccinazione o altre misure preventive.

HbeAb

HBeAb si riferisce agli anticorpi contro l'antigene "e" dell'epatite B (HBeAg). Gli anticorpi HBeAb vengono prodotti come risposta immunitaria all'infezione da virus dell'epatite B (HBV).

La presenza di HBeAb indica solitamente una fase di convalescenza o una risposta immunitaria all'infezione da HBV. La comparsa di HBeAb è spesso associata alla scomparsa di HBeAg, che indica la transizione dalla fase acuta a una fase più stabile dell'infezione. Gli anticorpi HBeAb sono generalmente considerati un segno positivo e indicano una risposta immunitaria efficace contro l'infezione da HBV.

Negli individui con infezione cronica da HBV, la presenza di HBeAb può indicare la fase di risoluzione dell'infezione o una bassa replicazione virale.

È importante notare che l'interpretazione dei risultati del test per HBeAb dovrebbe essere effettuata da un medico specializzato, come un gastroenterologo o un infettivologo, che può valutare i risultati insieme alla storia clinica del paziente e ad altri esami di laboratorio per una diagnosi accurata e per determinare la gestione e il trattamento appropriati, se necessario.

HBeAg

HBeAg si riferisce all'antigene "e" dell'epatite B. È una proteina prodotta durante la replicazione attiva del virus dell'epatite B (HBV) ed è solitamente presente nel sangue durante la fase acuta e cronica dell'infezione.

La presenza di HBeAg indica una replicazione virale attiva e solitamente è associata a una maggiore infettività. Tuttavia, può variare da individuo a individuo. La persistente presenza di HBeAg può essere indicativa di un'infezione cronica da HBV.

La valutazione dell'HBeAg viene spesso eseguita insieme ad altri marker dell'infezione da HBV, come l'HBsAg (antigene di superficie dell'epatite B), l'HBcAb (anticorpi anti-antigene del core dell'epatite B) e l'HBV-DNA (acido nucleico virale). Questi marker aiutano a determinare la fase dell'infezione da HBV e la gravità della malattia.

HBsAg

HBsAg sta per Antigene di superficie dell'epatite B (Hepatitis B Surface Antigen). L'epatite B è una malattia virale che colpisce il fegato ed è causata dal virus dell'epatite B (HBV).

Un test per HBsAg viene utilizzato per rilevare la presenza dell'antigene di superficie dell'epatite B nel sangue di una persona. L'HBsAg è una proteina presente sulla superficie del virus dell'epatite B e la sua presenza indica un'infezione attiva da HBV.

Un risultato positivo per HBsAg indica che il paziente è attualmente infetto da HBV e può essere considerato portatore cronico del virus. Tuttavia, è importante notare che l'HBsAg può essere rilevato anche durante la fase acuta dell'infezione, prima che compaiano gli anticorpi specifici per HBV. Un risultato positivo richiede ulteriori test per determinare la fase dell'infezione e valutare la funzionalità epatica.

Un risultato negativo per HBsAg indica l'assenza dell'antigene di superficie dell'epatite B nel sangue. Questo indica che il paziente non è attualmente infetto da HBV. Tuttavia, è possibile che la persona sia stata precedentemente infettata da HBV e abbia sviluppato immunità all'infezione, in tal caso possono essere presenti gli anticorpi specifici per HBV.

HCV

HCV sta per virus dell'epatite C (Hepatitis C Virus). L'epatite C è una malattia virale che colpisce il fegato ed è causata dal virus HCV.

Un test per HCV viene utilizzato per rilevare la presenza del virus nel sangue di una persona. Esistono diversi tipi di test per HCV, tra cui il test di anticorpi anti-HCV e il test di RNA del virus dell'epatite C.

Il test di anticorpi anti-HCV rileva la presenza di anticorpi prodotti dal sistema immunitario in risposta all'infezione da HCV. Un risultato positivo indica che il paziente ha avuto un'infezione da HCV in passato o attualmente è infetto. Tuttavia, i test di anticorpi non possono distinguere tra infezione attiva e infezione risolta. In caso di risultato positivo al test di anticorpi, possono essere necessari ulteriori test per confermare l'infezione attiva da HCV.

Il test di RNA del virus dell'epatite C (HCV-RNA) rileva direttamente la presenza del virus HCV nel sangue. Questo test può determinare se l'infezione da HCV è attiva e la quantità di virus presente nel sangue.

Herpes IgG

Il test per l'Herpes IgG è un esame di laboratorio che misura la presenza di anticorpi di classe IgG specifici per il virus dell'herpes nel sangue.

Il virus dell'herpes può essere di due tipi principali: herpes simplex virus tipo 1 (HSV-1) e herpes simplex virus tipo 2 (HSV-2). L'infezione da herpes può essere asintomatica o causare lesioni cutanee o genitali, come herpes labiale o herpes genitale. Dopo l'infezione, il sistema immunitario produce anticorpi, inclusi gli anticorpi IgG, per combattere il virus.

Un test per l'Herpes IgG positivo indica la presenza di anticorpi IgG specifici per l'herpes nel sangue. Ciò indica generalmente un'infezione passata o una precedente esposizione al virus dell'herpes. Gli anticorpi IgG possono persistere nel sangue per un lungo periodo di tempo dopo l'infezione iniziale.

È importante notare che un test Herpes IgG positivo non può distinguere tra HSV-1 e HSV-2. Per determinare il tipo di herpes coinvolto, possono essere eseguiti ulteriori test specifici per HSV-1 e HSV-2.

Un test Herpes IgG può essere utile per confermare un'infezione da herpes passata o per valutare l'immunità a lungo termine. Tuttavia, non può indicare se l'infezione è attiva al momento del test. Per valutare l'infezione attiva, possono essere necessari ulteriori test, come la rilevazione del DNA virale mediante PCR o la coltura del virus.

Herpes IgM

Il test per l'Herpes IgM è un esame di laboratorio che misura la presenza di anticorpi di classe IgM specifici per il virus dell'herpes nel sangue.

Gli anticorpi IgM sono prodotti nelle fasi iniziali di un'infezione e possono essere indicativi di un'infezione attiva o recente da virus dell'herpes. Un test Herpes IgM positivo può suggerire la presenza di un'infezione primaria o recente da herpes. Tuttavia, è importante notare che i livelli di anticorpi IgM possono rimanere elevati per diverse settimane o mesi dopo l'infezione iniziale, quindi un test Herpes IgM positivo potrebbe non indicare necessariamente un'infezione attiva.

Il test per l'Herpes IgM viene spesso utilizzato insieme al test per l'Herpes IgG. Se entrambi i test sono positivi, può suggerire un'infezione attiva o recente da herpes. Tuttavia, un test Herpes IgM positivo da solo non è sufficiente per diagnosticare un'infezione attiva o per confermare la presenza di herpes.

Per una diagnosi accurata, possono essere necessari ulteriori test, come la rilevazione del DNA virale mediante PCR o la coltura del virus, per confermare l'infezione attiva. Inoltre, in alcuni casi, possono essere necessarie indagini cliniche approfondite per valutare i sintomi e il quadro clinico del paziente.

L'interpretazione dei risultati del test per l'Herpes IgM deve essere effettuata da un medico specializzato, come un medico infettivologo o un dermatologo. Il medico valuterà i risultati del test insieme alla storia medica del paziente, ai sintomi, all'esame obiettivo e ad altri test di laboratorio per formulare una diagnosi accurata e fornire le raccomandazioni appropriate in base alla situazione individuale.

IgA

Le IgA (immunoglobuline A) sono un tipo di anticorpi presenti nel nostro sistema immunitario. Sono la classe di immunoglobuline più abbondante nelle mucose, come quelle del tratto respiratorio, gastrointestinale e genitourinario.

Le IgA svolgono un ruolo chiave nella difesa contro le infezioni nelle mucose, agendo come una prima linea di difesa contro agenti patogeni come batteri, virus e parassiti. Le IgA possono neutralizzare i patogeni e impedire loro di aderire alle cellule mucose, prevenendo così l'inizio dell'infezione.

La misurazione dei livelli di IgA nel sangue può essere utile per valutare la funzione del sistema immunitario, in particolare la risposta immunitaria nelle mucose. Livelli anormalmente bassi di IgA possono essere associati a condizioni come l'agammaglobulinemia legata all'X o la sindrome di IgA bassa, che possono rendere un individuo più suscettibile alle infezioni.

Tuttavia, è importante notare che la misurazione dei livelli di IgA da sola non fornisce una diagnosi specifica di una determinata condizione. I risultati devono essere valutati insieme alla storia clinica del paziente e ad altri esami di laboratorio per una valutazione completa del sistema immunitario.

IgE Specifiche (RAST)

Le IgE specifiche, misurate mediante il test RAST (Radioallergosorbent test) o test di allergia specifica, sono un tipo di immunoglobuline E che sono prodotte in risposta a specifici allergeni.

Il test RAST viene utilizzato per identificare le allergie specifiche di un individuo, misurando i livelli di IgE specifiche nel sangue in risposta a determinati allergeni, come polline, acari della polvere, muffe, animali domestici, alimenti e altri allergeni comuni.

Quando un individuo viene esposto a un allergene specifico a cui è sensibile, il sistema immunitario può produrre IgE specifiche per quel particolare allergene. Le IgE specifiche si legano agli allergeni e innescano la liberazione di sostanze chimiche, come l'istamina, che causano sintomi allergici come prurito, eruzione cutanea, congestione nasale, starnuti, tosse e problemi respiratori.

Il test RAST può aiutare a identificare gli allergeni specifici responsabili delle reazioni allergiche in un individuo. I risultati del test possono essere utili per la diagnosi e la gestione delle allergie, consentendo di identificare gli allergeni da evitare e, se necessario, di pianificare un trattamento specifico come l'immunoterapia allergenica.

È importante notare che il test RAST deve essere interpretato da un medico specializzato nell'immunologia o nell'allergologia, in base alla storia clinica del paziente, ai sintomi e ad altri fattori rilevanti. L'interpretazione dei risultati deve tener conto del contesto clinico e dei sintomi del paziente per una diagnosi accurata e un appropriato piano di trattamento allergico.

IgE Totali

Le IgE totali, abbreviazione di Immunoglobuline E totali, sono un tipo di anticorpi presenti nel sangue che svolgono un ruolo importante nella risposta immunitaria alle allergie. Il test delle IgE totali, noto anche come test del Prick o test dell'allergia, viene utilizzato per misurare la quantità totale di IgE nel sangue di una persona.

Le IgE sono coinvolte nella risposta immunitaria a sostanze estranee, come pollini, peli di animali, acari della polvere, muffe, alimenti e altre sostanze allergeniche. In caso di esposizione a un allergene specifico, il sistema immunitario può reagire producendo quantità elevate di IgE, che si legano ai recettori presenti sulla superficie delle cellule mastocitarie e dei basofili.

Il test delle IgE totali viene utilizzato per valutare la presenza di una sensibilizzazione allergica nel corpo. Livelli elevati di IgE totali possono suggerire la presenza di una condizione allergica, come l'asma, la rinite allergica o l'allergia alimentare.

I valori di riferimento per le IgE totali possono variare a seconda del laboratorio e del metodo di misurazione utilizzato. In generale, livelli di IgE totali superiori a 100 UI/mL (Unità Internazionali per millilitro) sono considerati elevati. Tuttavia, è importante sottolineare che i livelli di IgE possono variare notevolmente da persona a persona e che la correlazione tra i livelli di IgE totali e la gravità dei sintomi allergici può variare.

IgG

Le IgG (immunoglobuline G) sono un tipo di anticorpi presenti nel nostro sistema immunitario. Sono la classe di immunoglobuline più abbondante nel sangue e svolgono un ruolo cruciale nella difesa contro infezioni batteriche e virali.

Le IgG vengono prodotte in risposta a un'infezione o all'esposizione a un antigene specifico. Una volta prodotte, le IgG possono persistere nel sangue per lunghi periodi di tempo, fornendo una memoria immunologica che consente al sistema immunitario di rispondere rapidamente in caso di una successiva esposizione allo stesso antigene.

Le IgG sono in grado di neutralizzare i patogeni, attivare il sistema del complemento per distruggere i patogeni e promuovere la fagocitosi dei patogeni da parte dei globuli bianchi. Sono anche importanti per il passaggio di anticorpi dalla madre al feto durante la gravidanza, fornendo protezione immunitaria al neonato.

La misurazione dei livelli di IgG nel sangue può essere utile per valutare la risposta immunitaria del paziente a un'infezione o a una vaccinazione, nonché per identificare la presenza di malattie autoimmuni o immunodeficienze.

Tuttavia, è importante sottolineare che i livelli di IgG da soli non forniscono una diagnosi definitiva. Devono essere interpretati in combinazione con la storia clinica del paziente, i sintomi, gli esami fisici e altri esami di laboratorio per una valutazione accurata del sistema immunitario.

IgG Alimentari

Le IgG alimentari, o anticorpi IgG specifici per gli alimenti, sono un tipo di immunoglobuline G che vengono prodotte in risposta all'esposizione a specifici alimenti. I test IgG alimentari sono utilizzati per identificare la presenza di IgG specifiche per determinati alimenti nel sangue di un individuo.

L'ipotesi alla base dei test IgG alimentari è che l'esposizione ripetuta a determinati alimenti possa innescare una risposta immunitaria a lungo termine, con la produzione di IgG specifiche per quegli alimenti. Si ritiene che livelli elevati di IgG alimentari possano essere associati a reazioni infiammatorie nel corpo e a sintomi come disturbi gastrointestinali, mal di testa, affaticamento, eruzioni cutanee e altri disturbi.

Tuttavia, è importante notare che l'utilità dei test IgG alimentari è ancora oggetto di dibattito nella comunità scientifica. Molti studi hanno sollevato preoccupazioni riguardo alla validità e alla rilevanza clinica dei test IgG alimentari, poiché i livelli di IgG possono essere presenti anche in individui sani senza sintomi specifici.

Alcuni esperti ritengono che l'eliminazione di alimenti basata esclusivamente sui risultati dei test IgG alimentari potrebbe portare a restrizioni dietetiche eccessive e non necessarie, con possibili conseguenze nutrizionali negative.

La valutazione e la gestione delle allergie e delle intolleranze alimentari richiedono un'approccio completo, che includa la valutazione della storia clinica, i sintomi, gli esami di laboratorio appropriati e talvolta la provocazione alimentare controllata, sotto la supervisione di un allergologo o di un dietologo specializzato.

IgM

Le IgM (immunoglobuline M) sono un tipo di anticorpi presenti nel nostro sistema immunitario. Sono i primi anticorpi prodotti in risposta a un'infezione acuta o a un'esposizione a un nuovo antigene.

Le IgM sono solitamente presenti in grandi quantità nella fase iniziale di una risposta immunitaria. Svolgono un ruolo importante nella neutralizzazione dei patogeni e nell'attivazione del sistema del complemento, che aiuta a distruggere i patogeni e a promuovere l'infiammazione.

Poiché le IgM sono prodotte in risposta a una nuova infezione o a un nuovo antigene, la loro presenza può indicare un'infezione acuta o un'infezione recente. I livelli di IgM possono aumentare rapidamente all'inizio di un'infezione e diminuire gradualmente una volta che la risposta immunitaria è in corso.

Tuttavia, è importante considerare che la presenza di IgM non è specifica per un particolare tipo di infezione e può essere osservata anche in alcune condizioni autoimmuni o in altre malattie. Pertanto, l'interpretazione dei risultati dei livelli di IgM deve essere effettuata da un medico, come un immunologo o un infettivologo, che può valutare i risultati nel contesto clinico e considerare altri fattori per una diagnosi accurata.

Insulina

L'insulina è un ormone prodotto dalle cellule beta del pancreas. Ha un ruolo fondamentale nel regolare il metabolismo del glucosio nel corpo. La principale funzione dell'insulina è quella di ridurre i livelli di zucchero nel sangue (glicemia) facilitando l'assorbimento del glucosio nelle cellule e stimolando la sua utilizzazione come fonte di energia o il suo immagazzinamento come glicogeno nel fegato e nei muscoli.

Il test dell'insulina viene utilizzato per valutare la funzione delle cellule beta del pancreas e la risposta del corpo all'assunzione di carboidrati. Viene spesso utilizzato nella diagnosi e nel monitoraggio del diabete mellito, una condizione caratterizzata da livelli elevati di zucchero nel sangue a causa di una produzione insufficiente di insulina o di una resistenza all'azione dell'insulina.

I valori di riferimento per l'insulina possono variare a seconda del laboratorio e del metodo di misurazione utilizzato. Normalmente, i livelli di insulina a digiuno nel sangue variano tra 5 e 20 microunità internazionali per millilitro (µIU/mL). Tuttavia, è importante notare che la misurazione dell'insulina a digiuno da sola potrebbe non essere sufficiente per una valutazione completa della funzione insulinica, e spesso vengono effettuati ulteriori test di stimolazione con carboidrati per una valutazione più approfondita.

LDH

LDH, abbreviazione di Lattato Deidrogenasi, è un enzima presente in diverse cellule del corpo, tra cui muscoli, fegato, reni, cuore e tessuti ematici. La LDH è coinvolta nel processo di conversione del lattato in piruvato durante il metabolismo anaerobico.

I livelli di LDH nel sangue vengono spesso misurati per valutare eventuali danni cellulari o malattie che coinvolgono questi tessuti. Un aumento dei livelli di LDH nel sangue può indicare la presenza di danno tissutale o necrosi cellulare. Tuttavia, la LDH non è un marcatore specifico per una particolare condizione e può essere elevata in una varietà di situazioni cliniche.

I valori normali di LDH possono variare a seconda del laboratorio e del metodo di misurazione utilizzato. Tuttavia, di seguito sono riportati i range di riferimento generali:

- Range normale: solitamente inferiore a 250 U/L (unità per litro) o 4.17 µkat/L.

Alcune delle condizioni o situazioni in cui i livelli di LDH possono essere aumentati includono:

1. Danno muscolare: ad esempio, distrofia muscolare, trauma muscolare, rabdomiolisi.

2. Malattie del fegato: come epatite, cirrosi o danno epatico.

3. Malattie cardiache: come infarto miocardico o insufficienza cardiaca.

4. Malattie ematologiche: come anemia emolitica, leucemia, linfoma o mieloma multiplo.

5. Necrosi tissutale: in caso di lesioni o danni tissutali, ad esempio in seguito a un intervento chirurgico o a un trauma.

6. Malattie infettive: alcune infezioni virali o batteriche possono causare un aumento dei livelli di LDH.

Tuttavia, è importante notare che l'elevazione dei livelli di LDH non è specifica di una particolare condizione e richiede una valutazione clinica completa, compreso il contesto sintomatico e la storia medica del paziente, per determinarne la causa precisa.

LH

LH (luteinizing hormone) è un ormone prodotto dalla ghiandola pituitaria anteriore, situata nella parte inferiore del cervello. La sua principale funzione è quella di stimolare l'ovulazione nelle donne e la produzione di testosterone negli uomini.

Un esame di LH misura i livelli di questo ormone nel sangue. I valori di LH possono variare a seconda del sesso, dell'età e dello stato fisiologico. Nelle donne, i livelli di LH subiscono fluttuazioni durante il ciclo mestruale, raggiungendo picchi intorno all'ovulazione.

Nei maschi, i livelli di LH sono generalmente stabili, ma possono aumentare in alcune condizioni, come l'insufficienza testicolare o la sindrome di Klinefelter.

Nelle donne, livelli elevati di LH nel sangue possono indicare una condizione chiamata sindrome dell'ovaio policistico (PCOS), caratterizzata da squilibri ormonali, cicli mestruali irregolari e la presenza di cisti ovariche. Livelli bassi di LH possono essere associati a problemi nella funzione ovarica o a un'anomalia ipotalamica o pituitaria.

Lipasi

La lipasi è un enzima prodotto principalmente dal pancreas, ma è presente anche in altre parti del corpo, come lo stomaco e l'intestino tenue. La sua funzione principale è quella di scomporre i grassi, noti come trigliceridi, in acidi grassi e glicerolo, permettendo così l'assorbimento e l'utilizzo dei grassi nel corpo.

La lipasi pancreatica è rilasciata nell'intestino tenue come parte del processo di digestione dei grassi. L'azione della lipasi svolge un ruolo fondamentale nell'emulsionare i grassi alimentari e scomporli in molecole più piccole, che possono essere assorbite dalle cellule intestinali.

I livelli di lipasi possono essere misurati attraverso un esame del sangue per valutare la funzionalità pancreatica e diagnosticare eventuali condizioni che coinvolgono il pancreas. Un aumento dei livelli di lipasi nel sangue può essere indicativo di una lesione o infiammazione del pancreas, come la pancreatite. Tuttavia, livelli leggermente elevati di lipasi possono anche essere osservati in altre condizioni, come l'obesità, la colecistite acuta, la malattia epatica e altre patologie gastrointestinali.

I valori normali di lipasi possono variare a seconda del laboratorio e del metodo di misurazione utilizzato. Tuttavia, di solito si considera un range normale di lipasi nel sangue inferiore a 60-160 unità per litro (U/L).

Litioemia

La litioemia è un esame di laboratorio che misura la concentrazione di litio nel sangue. Il litio è un farmaco utilizzato principalmente per trattare il disturbo bipolare, ma può essere prescritto anche per altri disturbi psichiatrici.

Il dosaggio della litioemia è importante perché il litio ha un intervallo terapeutico relativamente stretto. Monitorare i livelli di litio nel sangue consente di assicurarsi che la dose assunta sia efficace senza causare tossicità. I livelli di litio nel sangue possono variare da persona a persona, ma di solito vengono mantenuti all'interno di un intervallo terapeutico specifico.

La litioemia viene generalmente misurata mediante un prelievo di sangue venoso. I risultati vengono espressi in milligrammi per litro (mg/L) o milliequivalenti per litro (mEq/L). La concentrazione target di litio nel sangue dipende dalla condizione clinica del paziente e dalle raccomandazioni del medico.

È importante seguire attentamente le indicazioni del medico riguardo all'assunzione del litio e ai controlli regolari della litioemia. Un monitoraggio regolare dei livelli di litio nel sangue consente al medico di regolare la dose del farmaco per raggiungere un effetto terapeutico ottimale e prevenire gli effetti collaterali indesiderati.

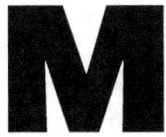

Magnesiemia

La magnesiemia è un esame di laboratorio che misura la concentrazione di magnesio nel sangue. Il magnesio è un minerale essenziale che svolge un ruolo importante nel corpo umano, contribuendo a diverse funzioni biologiche, tra cui la regolazione della pressione sanguigna, la sintesi proteica, la contrazione muscolare, la funzione nervosa e il metabolismo energetico.

I valori di riferimento per la magnesiemia possono variare leggermente a seconda del laboratorio e del metodo di misurazione utilizzato. In generale, i range di riferimento comuni per la magnesiemia sono:

- Range normale: 1.7-2.2 mg/dL (0.70-0.90 mmol/L)

La magnesiemia può essere classificata in tre categorie:

1. Ipopotassiemia: livelli di magnesio nel sangue inferiori al range normale. Può essere causata da diverse condizioni, tra cui malnutrizione, malassorbimento intestinale, diarrea cronica, alcolismo, diabete, iperparatiroidismo e l'uso di alcuni farmaci. I sintomi dell'ipopotassiemia possono includere affaticamento, debolezza muscolare, tremori,

spasmi muscolari, alterazioni del ritmo cardiaco e in casi gravi, convulsioni.

2. Normopotassiemia: livelli di magnesio nel sangue all'interno del range normale.

3. Ipermagnesiemia: livelli di magnesio nel sangue superiori al range normale. Può essere causata da un'eccessiva assunzione di magnesio attraverso la dieta o l'uso di integratori, insufficienza renale, ipotiroidismo, l'uso di alcuni farmaci come i diuretici e l'insufficienza surrenalica. I sintomi dell'ipermagnesiemia possono includere debolezza muscolare, affaticamento, disturbi gastrointestinali, confusione mentale, depressione respiratoria e in casi gravi, arresto cardiaco.

Il trattamento della magnesiemia dipende dalla causa sottostante. Nell'ipopotassiemia, può essere necessario aumentare l'assunzione di magnesio attraverso la dieta o l'assunzione di integratori di magnesio. Nell'ipermagnesiemia, può essere necessario limitare l'assunzione di magnesio attraverso la dieta e, in casi gravi, possono essere richieste terapie specifiche come la somministrazione di calcio o l'emodialisi per rimuovere l'eccesso di magnesio dal corpo.

Mioglobina

La mioglobina è una proteina presente nei muscoli scheletrici e nel muscolo cardiaco (miocardio) ed è coinvolta nel trasporto dell'ossigeno nelle cellule muscolari. La sua funzione principale è legare reversibilmente l'ossigeno, consentendo ai muscoli di avere una riserva di ossigeno disponibile durante l'esercizio fisico intenso.

La mioglobina viene rilasciata nel flusso sanguigno in seguito a danni muscolari, come quelli che si verificano durante un trauma, un intervento chirurgico o una lesione muscolare. Pertanto, il dosaggio della mioglobina nel sangue può essere utilizzato come marcatore di danno muscolare.

Tuttavia, è importante notare che i livelli di mioglobina possono aumentare anche in condizioni diverse dal danno muscolare, come l'insufficienza renale acuta o la rabdomiolisi (grave rottura delle cellule muscolari). Pertanto, il dosaggio della mioglobina viene utilizzato insieme ad altri esami diagnostici e valutato dal medico per determinare la causa dei sintomi del paziente e per monitorare la risposta al trattamento.

I livelli di mioglobina nel sangue possono aumentare rapidamente dopo il danno muscolare e raggiungere un picco entro 4-12 ore. Successivamente, i livelli diminuiscono gradualmente nel corso di uno o due giorni.

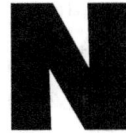

NSE

NSE (Enolasi specifica neuronale) è un marcatore tumorale utilizzato principalmente nel monitoraggio e nella diagnosi del cancro polmonare a piccole cellule (CPPC). L'NSE è un enzima coinvolto nella glicolisi, che è presente principalmente nelle cellule neuronali e neuroendocrine.

Il test dell'NSE misura la concentrazione di questa enzima nel sangue. Livelli elevati di NSE possono essere osservati in pazienti affetti da CPPC, ma anche in altri tumori neuroendocrini o a cellule piccole, come il tumore a cellule di Merkel o il neuroblastoma. Tuttavia, è importante notare che i livelli di NSE possono essere influenzati anche da altre condizioni non cancerose, come lesioni cerebrali, ictus o infiammazione.

I valori di riferimento per l'NSE possono variare a seconda del laboratorio e del metodo di misurazione utilizzato. In generale, valori superiori a 12-15 ng/mL (nanogrammi per millilitro) sono considerati elevati. Tuttavia, è importante sottolineare che i livelli di NSE possono variare da persona a persona e che non tutti i pazienti con CPPC presenteranno livelli elevati di NSE.

Il test dell'NSE viene utilizzato principalmente nel monitoraggio dei pazienti già diagnosticati con CPPC, per valutare la risposta al trattamento, rilevare eventuali recidive o monitorare la progressione della malattia. Può anche essere utilizzato in combinazione con altri esami diagnostici per valutare il rischio di CPPC in alcune situazioni cliniche specifiche.

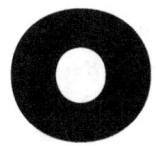

Osteocalcina

L'osteocalcina è una proteina prodotta dai osteoblasti, che sono le cellule coinvolte nella formazione e nella mineralizzazione dell'osso. L'osteocalcina è coinvolta nella regolazione del metabolismo dell'osso e nel processo di mineralizzazione dell'osso stesso.

Il test dell'osteocalcina viene utilizzato per valutare la funzione del metabolismo osseo e per valutare lo stato di formazione dell'osso. Viene spesso misurato nei pazienti con disturbi ossei, come l'osteoporosi o l'iperparatiroidismo, e può essere utilizzato per monitorare l'efficacia del trattamento per queste condizioni.

I livelli di osteocalcina possono variare a seconda del laboratorio e del metodo di misurazione utilizzato. In generale, i livelli normali di osteocalcina nel sangue sono compresi tra 10 e 50 ng/mL (nanogrammi per millilitro).

È importante notare che l'interpretazione dei risultati del test dell'osteocalcina richiede competenza medica specializzata, come quella di un medico endocrinologo o reumatologo. Il medico valuterà i risultati del test in combinazione con la storia del paziente, l'esame obiettivo e altri test di laboratorio per formulare una diagnosi accurata e stabilire un piano di trattamento appropriato nel contesto delle condizioni ossee del paziente.

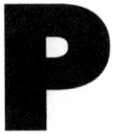

Paratormone (PTH)

Il paratormone (PTH) è un ormone prodotto dalle ghiandole paratiroidi, quattro piccole ghiandole situate nella parte anteriore del collo, dietro la tiroide. Il principale ruolo del PTH è quello di regolare i livelli di calcio e fosfato nel sangue.

Il PTH agisce aumentando i livelli di calcio nel sangue e riducendo i livelli di fosfato. Per fare ciò, il PTH stimola il rilascio di calcio dalle ossa, aumenta l'assorbimento di calcio dall'intestino e riduce la riassorbimento di calcio nei reni, aumentando invece l'eliminazione di fosfato.

Il test del paratormone (PTH) viene utilizzato per valutare la funzione delle ghiandole paratiroidi e per diagnosticare e monitorare disturbi che coinvolgono il metabolismo del calcio. È spesso richiesto quando si sospetta un'iperparatiroidismo, una condizione in cui le ghiandole paratiroidi producono eccessive quantità di PTH, o un'ipoparatiroidismo, una condizione in cui le ghiandole paratiroidi producono insufficiente PTH.

I valori di riferimento per il PTH possono variare a seconda del laboratorio e del metodo di misurazione utilizzato. In generale, i livelli normali di PTH nel sangue sono compresi tra 10 e 65 pg/mL (picogrammi per millilitro).

La valutazione dei risultati del test del PTH deve essere effettuata da un medico specializzato, come un endocrinologo, che considererà anche la storia medica del paziente, i sintomi, i livelli di calcio e fosfato nel sangue e altri esami complementari per formulare una diagnosi accurata e un piano di trattamento appropriato per i disturbi del metabolismo del calcio.

Peptide C

Il peptide C, noto anche come peptido C, è un frammento di una proteina chiamata proinsulina, che viene prodotta dalle cellule beta del pancreas. Il peptide C è rilasciato insieme all'insulina nel flusso sanguigno.

Il test del peptide C viene utilizzato principalmente per valutare la funzione delle cellule beta pancreatiche e per aiutare nella diagnosi e nel monitoraggio del diabete mellito. Il peptide C è utile nel distinguere tra diabete di tipo 1 e diabete di tipo 2, poiché i pazienti con diabete di tipo 1 hanno spesso livelli molto bassi o indosabili di peptide C, mentre i pazienti con diabete di tipo 2 possono avere livelli normali o addirittura aumentati.

I valori di riferimento per il peptide C possono variare a seconda del laboratorio e del metodo di misurazione utilizzato. In generale, i livelli normali di peptide C nel sangue oscillano tra 0,5 e 4,5 ng/mL (nanogrammi per millilitro).

È importante notare che il test del peptide C deve essere interpretato insieme ad altri esami, come la misurazione dei livelli di insulina e dei livelli di zucchero nel sangue, al fine di ottenere una valutazione completa della funzione delle cellule beta pancreatiche e del controllo glicemico.

PCR

PCR è l'acronimo di "Polymerase Chain Reaction", che in italiano significa "Reazione a Catena della Polimerasi". Si tratta di una tecnica di laboratorio utilizzata per amplificare il DNA in vitro, cioè al di fuori del corpo umano.

La PCR è una tecnica molto potente che consente di ottenere un grande numero di copie di specifici frammenti di DNA. Questo processo è utile in diverse applicazioni, come la diagnosi di malattie genetiche, l'identificazione di patogeni, la determinazione della presenza di mutazioni genetiche e il monitoraggio delle malattie infettive.

Il principio di base della PCR prevede il riscaldamento del campione contenente il DNA per separare le due eliche del DNA, quindi l'aggiunta di primer (sequenze di DNA complementari alle regioni specifiche del DNA bersaglio) e l'enzima polimerasi che sintetizza nuovi filamenti di DNA complementari alle sequenze bersaglio. Questo ciclo di riscaldamento, annealing e sintesi viene ripetuto più volte, amplificando esponenzialmente il DNA desiderato.

La PCR può essere utilizzata per amplificare specifici geni, sequenze di DNA mitocondriale, regioni promoter o altre regioni di interesse. La presenza o l'assenza di amplificazione del DNA target può essere analizzata utilizzando diversi metodi, come l'elettroforesi su gel o l'utilizzo di sonde fluorescenti.

Potassiemia

La potassiemia è un termine medico che si riferisce alla concentrazione di potassio nel sangue. Il potassio è un importante elettrolita coinvolto in diverse funzioni del corpo, tra cui la regolazione del battito cardiaco, la funzione muscolare e nervosa e l'equilibrio idrico.

La potassiemia viene misurata tramite un esame di laboratorio chiamato potassio ematico o potassio sierico. I valori normali della potassiemia possono variare leggermente a seconda del laboratorio e del metodo di misurazione utilizzato, ma in generale, i range di riferimento comuni per la potassiemia sono:

- Range normale: 3.5-5.0 mEq/L o mmol/L

Valori di potassiemia al di sotto del range normale sono indicativi di ipokaliemia, mentre valori superiori al range normale indicano iperkaliemia.

L'ipokaliemia può essere causata da diverse condizioni, tra cui perdita eccessiva di potassio attraverso vomito, diarrea, sudorazione eccessiva o diuretici, ridotta assunzione di potassio attraverso l'alimentazione, uso di alcuni farmaci come i diuretici tiazidici, iperaldosteronismo, insufficienza renale cronica, sindrome di Cushing e alcune malattie gastrointestinali. I sintomi dell'ipokaliemia possono includere affaticamento, debolezza muscolare, crampi muscolari, irregolarità del battito cardiaco, stanchezza, stipsi e in casi gravi, paralisi.

L'iperkaliemia può essere causata da diverse condizioni, tra cui insufficienza renale acuta o cronica, diabete mellito non controllato, insufficienza surrenalica, lesioni tessutali estese, uso di farmaci come gli ACE inibitori o gli antagonisti del recettore dell'aldosterone, sindrome da lisi tumorale e alcune malattie genetiche. I sintomi dell'iperkaliemia possono includere debolezza muscolare, intorpidimento o parestesie, aritmie cardiache, alterazioni dell'ECG e in casi gravi, arresto cardiaco.

Il trattamento della potassiemia dipende dalla causa sottostante. Nell'ipokaliemia, può essere necessario aumentare l'assunzione di potassio attraverso la dieta o l'assunzione di integratori di potassio. Nell'iperkaliemia, può essere necessario ridurre l'assunzione di potassio attraverso la dieta, interrompere l'uso di farmaci che influenzano il potassio e utilizzare terapie specifiche per ridurre i livelli di potassio nel sangue.

Progesterone

Il progesterone è un ormone prodotto principalmente dalle ovaie nelle donne durante il ciclo mestruale. La sua principale funzione è quella di preparare l'utero per l'impianto dell'embrione e supportare una gravidanza sana.

Un esame di progesterone misura i livelli di questo ormone nel sangue. I valori di progesterone variano durante il ciclo mestruale e durante la gravidanza.

Durante il ciclo mestruale, i livelli di progesterone sono inizialmente bassi e aumentano dopo l'ovulazione. Se l'ovulo viene fecondato e l'impianto avviene, i livelli di progesterone continuano ad aumentare per sostenere la gravidanza. Se non avviene la gravidanza, i livelli di progesterone diminuiscono e si verifica il ciclo mestruale.

Durante la gravidanza, i livelli di progesterone aumentano notevolmente per mantenere l'endometrio dell'utero e sostenere il corretto sviluppo dell'embrione e della placenta.

In alcune condizioni mediche, come l'insufficienza luteale, l'endometriosi o l'irregolarità del ciclo mestruale, i livelli di progesterone possono essere alterati.

Prolattina

La prolattina è un ormone prodotto dalla ghiandola pituitaria anteriore, situata nella parte inferiore del cervello. La sua principale funzione è quella di stimolare la produzione di latte nelle ghiandole mammarie durante la gravidanza e l'allattamento.

Un esame di prolattina misura i livelli di questo ormone nel sangue. I valori di prolattina possono variare a seconda del sesso, dell'età e dello stato fisiologico, come la gravidanza o l'allattamento. Nei maschi e nelle donne non in gravidanza o non allattanti, i livelli di prolattina sono generalmente bassi.

Livelli elevati di prolattina nel sangue possono essere indicativi di diversi disturbi, tra cui iperprolattinemia. Le cause dell'iperprolattinemia possono includere:

1. Prolattinoma: un tumore benigno della ghiandola pituitaria che produce eccessiva prolattina.

2. Disturbi ipotalamici: alterazioni dell'ipotalamo, che regola la produzione di prolattina.

3. Uso di alcuni farmaci: alcuni farmaci possono aumentare i livelli di prolattina nel sangue.

4. Gravidanza e allattamento: durante la gravidanza e l'allattamento, i livelli di prolattina aumentano naturalmente.

Livelli bassi di prolattina nel sangue sono meno comuni e possono essere associati a problemi di funzionamento della ghiandola pituitaria o a malattie ipotalamiche.

Proteina C

La proteina C è una proteina anticoagulante prodotta dal fegato e svolge un ruolo fondamentale nel sistema di coagulazione del sangue. La proteina C inattiva i fattori di coagulazione Va e VIIIa, riducendo così la formazione di coaguli.

La misurazione dei livelli di proteina C nel sangue può essere utile per valutare la funzione del sistema di coagulazione e identificare eventuali disordini dell'equilibrio tra coagulazione e anticoagulazione.

I valori di riferimento per la proteina C possono variare a seconda del laboratorio e del metodo di misurazione utilizzato. Di solito, i livelli normali di proteina C nel sangue sono compresi tra il 70% e il 140% dell'attività normale.

Una carenza di proteina C può aumentare il rischio di trombosi, come la trombosi venosa profonda, l'embolia polmonare o la trombosi arteriosa. La carenza di proteina C può essere di origine congenita o acquisita, ed è spesso associata a condizioni come la trombofilia ereditaria o l'uso di farmaci anticoagulanti.

È importante notare che la misurazione della proteina C da sola non fornisce una diagnosi specifica. I risultati del test della proteina C devono essere interpretati insieme ad altri esami diagnostici e alle informazioni cliniche per ottenere una valutazione accurata della condizione del paziente.

Proteina S

La proteina S è una proteina anticoagulante prodotta dal fegato e dal endotelio vascolare. Svolge un ruolo chiave nel sistema di coagulazione del sangue, inibendo l'azione dei fattori di coagulazione e prevenendo la formazione eccessiva di coaguli.

La misurazione dei livelli di proteina S nel sangue può essere utile per valutare la funzione del sistema di coagulazione e identificare eventuali disordini dell'equilibrio tra coagulazione e anticoagulazione.

La proteina S può essere presente in due forme: proteina S libera e proteina S legata alla proteina C. I livelli totali di proteina S, che includono entrambe le forme, sono generalmente misurati durante il test di laboratorio.

I valori di riferimento per la proteina S possono variare a seconda del laboratorio e del metodo di misurazione utilizzato. Tuttavia, di solito, i livelli normali di proteina S totale nel sangue sono compresi tra il 60% e il 140% dell'attività normale.

Una carenza di proteina S può aumentare il rischio di trombosi, che include trombosi venosa profonda, embolia polmonare o trombosi arteriosa. La carenza di proteina S può essere di origine congenita o acquisita, e può essere associata a condizioni come la trombofilia ereditaria o l'uso di farmaci anticoagulanti.

È importante notare che la misurazione della proteina S da sola non fornisce una diagnosi specifica. I risultati del test della proteina S devono essere interpretati insieme ad altri esami diagnostici e alle informazioni cliniche per ottenere una valutazione accurata della condizione del paziente.

Proteinemia totale

La proteinemia totale si riferisce alla misurazione complessiva delle proteine presenti nel sangue. Le proteine svolgono una vasta gamma di funzioni nel corpo, tra cui il trasporto di sostanze, la difesa immunitaria, la regolazione del pH e l'equilibrio idrico.

La proteinemia totale è solitamente espressa in grammi per decilitro (g/dL) o in grammi per litro (g/L). I valori normali di proteinemia totale possono variare a seconda del laboratorio e del metodo di misurazione utilizzato. Tuttavia, di seguito sono riportati i range di riferimento generali:

- Range normale: circa 6-8 g/dL o 60-80 g/L.

La proteinemia totale comprende diverse classi di proteine, tra cui:

1. Albumina: è la principale proteina presente nel plasma sanguigno e svolge un ruolo importante nel mantenimento della pressione osmotica e nel trasporto di molte sostanze come ormoni, farmaci e sostanze nutrienti.

2. Globuline: sono una classe di proteine che comprende diverse sottoclassi, come le immunoglobuline (anticorpi) che sono fondamentali per il sistema immunitario, e le lipoproteine che trasportano i lipidi nel sangue.

3. Fibrinogeno: è una proteina coinvolta nella coagulazione del sangue, che è essenziale per la formazione di coaguli che aiutano a fermare le emorragie.

4. Altre proteine: includono proteine di fase acuta, enzimi, fattori di crescita e molte altre proteine con funzioni specifiche nel corpo.

Un'alterazione dei livelli di proteinemia totale può essere indicativa di varie condizioni e malattie. Ad esempio, una diminuzione dei livelli di albumina può essere associata a malnutrizione, malattie epatiche, malattie renali o perdita di proteine attraverso l'intestino. Un aumento dei livelli di globuline può essere indicativo di infezioni, malattie infiammatorie o condizioni del sistema immunitario.

Tuttavia, è importante notare che la proteinemia totale da sola non fornisce un quadro completo della salute. È necessaria una valutazione più approfondita dei livelli di proteine specifiche, così come di altri parametri clinici, per una diagnosi accurata e una gestione appropriata delle condizioni mediche. Pertanto, si consiglia sempre di consultare un medico o un professionista sanitario per una corretta interpretazione dei risultati della proteinemia totale e una valutazione clinica completa.

PPT (Tromboplastina, tempo parziale di)

Il PTT (Partial Thromboplastin Time), noto anche come tempo di tromboplastina parziale attivato, è un esame di laboratorio che misura il tempo di coagulazione del sangue in risposta a una sostanza chiamata tromboplastina parziale attivata.

Il PTT è un test utilizzato per valutare la funzionalità del sistema di coagulazione intrinseco, che coinvolge fattori di coagulazione come il fattore VIII, il fattore IX, il fattore XI e il fibrinogeno. Viene spesso utilizzato per monitorare l'efficacia della terapia anticoagulante con eparina, un farmaco che impedisce la formazione di coaguli di sangue.

Durante il test del PTT, viene aggiunta la tromboplastina parziale attivata a un campione di sangue e viene misurato il tempo necessario per la coagulazione. Il risultato viene confrontato con un intervallo di riferimento, che può variare a seconda del laboratorio e del metodo di misurazione utilizzato.

Di solito, il range di riferimento normale per il PTT è compreso tra 25 e 35 secondi. Tuttavia, è importante notare che il range di riferimento specifico può variare a seconda delle metodiche utilizzate dal laboratorio.

È importante sottolineare che il PTT è solo uno dei vari test utilizzati per valutare la funzione di coagulazione del sangue. Spesso viene eseguito insieme ad altri test emostatici, come il PT (Prothrombin Time), per ottenere una valutazione completa della funzione di coagulazione.

PSA

PSA è l'abbreviazione di "antigene prostatico specifico" (Prostate-Specific Antigen in inglese). Il PSA è una sostanza prodotta dalla ghiandola prostatica, una ghiandola presente nell'apparato riproduttivo maschile. Il test del PSA misura la concentrazione di PSA nel sangue e viene utilizzato come screening per il cancro alla prostata e per monitorare la sua progressione.

Livelli elevati di PSA nel sangue possono essere associati a condizioni come l'ipertrofia prostatica benigna (ingrossamento benigno della prostata), l'infiammazione della prostata (prostatite) e il cancro alla prostata. Tuttavia, il test del PSA da solo non può diagnosticare il cancro alla prostata, ma può aiutare a individuare eventuali anomalie che richiedono ulteriori valutazioni, come la biopsia prostatica.

I valori di riferimento per il PSA possono variare in base all'età, alla storia medica e ai fattori individuali. Solitamente, livelli di PSA inferiori a 4 ng/mL (nanogrammi per millilitro) sono considerati normali. Tuttavia, valori superiori a questa soglia possono richiedere ulteriori indagini e valutazioni, come l'esame rettale digitale e la valutazione dei fattori di rischio.

È importante sottolineare che un livello elevato di PSA non è necessariamente indicativo di un cancro alla prostata, e un livello normale di PSA non esclude la presenza di un tumore prostatico. Pertanto, la valutazione dei risultati del test del PSA deve essere effettuata da un medico specializzato, come un urologo, che considererà anche altri fattori clinici per formulare una diagnosi accurata.PT (Protrombina, tempo di)

Il PT (Prothrombin Time), noto anche come tempo di protrombina, è un esame di laboratorio che misura il tempo di coagulazione del sangue. È utilizzato per valutare la funzionalità del sistema di coagulazione e monitorare l'efficacia della terapia anticoagulante.

Il PT viene eseguito misurando il tempo necessario affinché il sangue coaguli dopo l'aggiunta di sostanze chimiche che attivano il processo di coagulazione. Viene espresso in secondi o in rapporto al tempo di coagulazione normale di un campione di riferimento.

Il PT viene spesso utilizzato per monitorare l'effetto dei farmaci anticoagulanti come il warfarin, che influisce sulla capacità del sangue di coagulare. Inoltre, può essere utilizzato per valutare la funzione del fegato, poiché molte delle proteine coinvolte nel processo di coagulazione sono prodotte dal fegato.

I risultati del PT vengono confrontati con un intervallo di riferimento, che può variare leggermente a seconda del laboratorio e del metodo di misurazione utilizzato. Di solito, un PT normale si situa tra 10 e 14 secondi, ma i range di riferimento specifici possono essere diversi.

È importante notare che il PT è solo uno dei vari test utilizzati per valutare la funzione di coagulazione del sangue. In alcuni casi, può essere richiesto anche il tempo di tromboplastina parziale attivato (aPTT) o altri test specifici per valutare meglio la coagulazione.

PSA Free

Il PSA free (antigene prostatico specifico libero) è una forma di PSA che non è legata ad altre proteine nel sangue.

Il test del PSA free misura la quantità di PSA libero presente nel sangue rispetto al PSA totale (che comprende sia il PSA libero che quello legato ad altre proteine).

Il PSA free può essere utilizzato insieme al test del PSA totale per ottenere informazioni più dettagliate sulla salute della prostata. Questo può essere particolarmente utile quando i livelli totali di PSA sono elevati, ma si vuole distinguere se la causa è dovuta a condizioni non cancerose come l'ipertrofia prostatica benigna o se c'è un'alta probabilità di cancro alla prostata.

Il rapporto tra il PSA free e il PSA totale, noto come rapporto PSA free/PSA totale, può essere calcolato per fornire ulteriori informazioni. In generale, se il rapporto PSA free/PSA totale è basso, potrebbe esserci una maggiore probabilità di cancro alla prostata, mentre se il rapporto è più alto, potrebbe suggerire una condizione non cancerosa.

Tuttavia, è importante sottolineare che il test del PSA free non può diagnosticare il cancro alla prostata da solo. È solo uno strumento che viene utilizzato in combinazione con altri metodi diagnostici, come l'esame rettale digitale e la biopsia prostatica, per valutare il rischio di cancro alla prostata e determinare la necessità di ulteriori indagini.

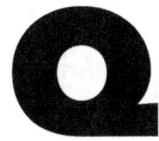

Quadro siero proteico

Il quadro sieroproteico, anche noto come elettroforesi delle proteine sieriche, è un esame di laboratorio che separa e identifica le diverse proteine presenti nel siero sanguigno. Questo test permette di ottenere un profilo dettagliato delle proteine nel sangue e può essere utile per diagnosticare e monitorare diverse condizioni mediche.

L'elettroforesi delle proteine sieriche separa le proteine in base alla loro carica elettrostatica e alla loro dimensione molecolare. Solitamente, le proteine sieriche principali che vengono analizzate sono:

1. Albumina: è la proteina più abbondante nel siero sanguigno ed è coinvolta nel mantenimento della pressione osmotica e nel trasporto di sostanze come ormoni e farmaci.

2. Globuline: sono un gruppo di proteine che includono diverse sottoclassi come le alfa-1 globuline, le alfa-2 globuline, le beta globuline e le gamma globuline. Ogni sottoclasse ha diverse funzioni e può essere utile analizzare i loro livelli per identificare specifiche condizioni mediche.

Un'analisi completa del quadro sieroproteico può fornire informazioni sullo stato nutrizionale, la funzione del fegato, l'infiammazione, la presenza di infezioni o malattie autoimmuni, e altre condizioni mediche.

I risultati dell'elettroforesi delle proteine sieriche vengono confrontati con valori di riferimento specifici per determinare eventuali anomalie o discrepanze nella concentrazione delle proteine.

È importante sottolineare che l'interpretazione dei risultati del quadro sieroproteico richiede solitamente la valutazione clinica da parte di un medico o un professionista sanitario esperto. Solo un professionista sanitario può interpretare i risultati in relazione alla storia clinica del paziente e alle altre indagini diagnostiche pertinenti.

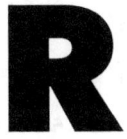

Reticolociti

I reticolociti sono globuli rossi immaturi che sono rilasciati nel flusso sanguigno dalla midollo osseo durante il processo di eritropoiesi (produzione dei globuli rossi). Essi contengono residui di RNA e organelli cellulari che vengono eliminati durante la maturazione dei globuli rossi.

L'analisi dei reticolociti nel sangue può fornire informazioni sulla capacità del midollo osseo di produrre nuovi globuli rossi. I livelli di reticolociti possono essere utilizzati per valutare la risposta del midollo osseo a condizioni come l'anemia, l'emorragia o altre malattie che influenzano la produzione dei globuli rossi.

I reticolociti possono essere espressi come una percentuale del totale dei globuli rossi o come un numero assoluto per unità di volume di sangue. I valori normali dei reticolociti possono variare leggermente a seconda del laboratorio che effettua l'analisi e delle metodiche utilizzate.

Un aumento dei livelli di reticolociti nel sangue può essere indicativo di un aumento dell'eritropoiesi, come avviene nelle fasi iniziali della guarigione da un'anemia o in risposta a una terapia per l'anemia. Al contrario, una diminuzione dei livelli di reticolociti può essere associata a una ridotta produzione di globuli rossi da parte del midollo osseo.

È importante sottolineare che l'interpretazione dei risultati dei reticolociti richiede una valutazione clinica completa da parte di un medico o di un professionista sanitario esperto. Saranno considerati anche altri parametri ematici e clinici per formulare una diagnosi e pianificare un eventuale trattamento.

Reuma Test

Il "reuma test" è un termine generico che può riferirsi a diversi tipi di test utilizzati per valutare la presenza di segni e marker di malattie reumatiche o autoimmuni. Tuttavia, non esiste un test specifico chiamato "reuma test". Invece, ci sono vari test specifici che possono essere utilizzati per indagare su condizioni reumatiche specifiche.

Alcuni dei test più comuni che vengono eseguiti per valutare le malattie reumatiche includono:

1. Esame emocromocitometrico completo: Questo test misura il numero e la forma delle cellule del sangue e può fornire indicazioni di infiammazione o altri segni di condizioni reumatiche.

2. Test dei fattori reumatoidi: Questo test è utilizzato per identificare la presenza di anticorpi chiamati fattori reumatoidi, che possono essere associati ad alcune malattie reumatiche, come l'artrite reumatoide.

3. Test per l'anticorpo antinucleo (ANA): Questo test è utile per rilevare la presenza di anticorpi che possono attaccare il nucleo delle cellule, ed è spesso usato per lo screening delle malattie autoimmuni come il lupus eritematoso sistemico.

4. Test per la velocità di eritrosedimentazione (VES) o il dosaggio della proteina C reattiva (PCR): Questi test misurano i livelli di infiammazione nel corpo e possono essere aumentati in presenza di malattie reumatiche.

Tuttavia, è importante notare che la scelta dei test da eseguire dipenderà dai sintomi, dalla storia medica e dalla valutazione clinica del paziente. Un reumatologo o un medico specializzato nelle malattie reumatiche sarà in grado di consigliare sui test appropriati da eseguire in base alla situazione clinica specifica.

Rubeo IgG

Il test Rubeo IgG, noto anche come test di sierologia per la rosolia o test di anticorpi IgG per la rosolia, è un esame di laboratorio che misura la presenza di anticorpi di classe IgG specifici per il virus della rosolia nel sangue.

La rosolia è una malattia virale causata dal virus della rosolia, ed è caratterizzata da un'eruzione cutanea, febbre lieve e linfonodi ingrossati. La maggior parte delle persone sviluppa un'immunità duratura dopo aver contratto la rosolia o dopo aver ricevuto il vaccino contro la rosolia.

Un test Rubeo IgG positivo indica la presenza di anticorpi IgG specifici per il virus della rosolia nel sangue. Ciò indica solitamente un'immunità acquisita attraverso l'infezione passata o la vaccinazione contro la rosolia. Questa immunità può fornire protezione contro l'infezione futura da rosolia.

Il test Rubeo IgG viene utilizzato principalmente per confermare l'immunità alla rosolia in donne in età fertile, in particolare durante la gravidanza. Se una donna inizia la gravidanza senza immunità alla rosolia, può essere consigliata la vaccinazione post-partum per prevenire l'infezione durante le gravidanze successive.

È importante notare che un test Rubeo IgG positivo da solo non indica la presenza di un'infezione attiva o recente da rosolia. Per confermare un'infezione attiva o recente, potrebbe essere necessario eseguire ulteriori test, come il test Rubeo IgM o la reazione a catena della polimerasi (PCR) per il virus della rosolia.

Rubeo IgM

Il test Rubeo IgM, noto anche come test di sierologia per la rosolia o test di anticorpi IgM per la rosolia, è un esame di laboratorio che misura la presenza di anticorpi di classe IgM specifici per il virus della rosolia nel sangue.

Gli anticorpi IgM sono generalmente prodotti durante le fasi iniziali di un'infezione, quindi un test Rubeo IgM positivo può indicare un'infezione attiva o recente da virus della rosolia. Tuttavia, i livelli di anticorpi IgM possono rimanere elevati per diverse settimane o mesi dopo l'infezione iniziale, quindi un test Rubeo IgM positivo potrebbe non indicare necessariamente un'infezione attiva.

È importante sottolineare che la presenza di anticorpi IgM può essere dovuta anche a un'infezione recente con altri virus correlati alla rosolia, come il virus parotite (morbillo parotite), poiché questi virus possono causare una risposta incrociata degli anticorpi.

Per confermare l'infezione attiva o recente da rosolia, è spesso necessario eseguire ulteriori test, come il test Rubeo IgG, che misura gli anticorpi di classe IgG specifici per il virus della rosolia. Un aumento dei livelli di anticorpi IgG nel tempo può confermare un'infezione recente o passata.

L'interpretazione dei risultati del test Rubeo IgM deve essere effettuata da un medico specializzato, come un medico infettivologo o un ginecologo ostetrico. Il medico considererà i risultati del test in combinazione con la storia medica del paziente, i sintomi, l'esame obiettivo e altri test di laboratorio per formulare una diagnosi accurata e fornire consigli appropriati in base alla situazione individuale.

S

Sideremia

La sideremia si riferisce ai livelli di ferro nel sangue. È un parametro importante per valutare il metabolismo del ferro nel corpo. Il ferro è essenziale per molte funzioni biologiche, inclusa la formazione dell'emoglobina, il componente dei globuli rossi che trasporta l'ossigeno.

I valori normali di sideremia possono variare a seconda del laboratorio e del metodo di misurazione utilizzato. Tuttavia, di seguito sono riportati i range di riferimento generali:

- Range normale per gli adulti: solitamente tra 60 e 150 µg/dL o 10.7 e 26.8 µmol/L.

I livelli di sideremia possono essere influenzati da diversi fattori, inclusi:

1. Carenza di ferro: una diminuzione dei livelli di sideremia può essere osservata in caso di carenza di ferro, poiché il corpo cerca di conservare il ferro per le funzioni vitali.

2. Sovraccarico di ferro: un aumento dei livelli di sideremia può essere osservato in caso di sovraccarico di ferro, come nella emocromatosi ereditaria o nell'eccessivo accumulo di ferro dovuto a trasfusioni frequenti o malattie emolitiche.

3. Infiammazione: condizioni infiammatorie croniche, come l'artrite reumatoide o l'infiammazione sistemica, possono influenzare i livelli di sideremia.

4. Malattie epatiche: malattie che colpiscono il fegato, come epatite, cirrosi o insufficienza epatica, possono influenzare i livelli di sideremia.

5. Malattie renali: in caso di disfunzione renale, i livelli di sideremia possono essere influenzati.

È importante notare che la sideremia da sola non fornisce una valutazione completa del metabolismo del ferro. È necessario considerare anche altri parametri, come la ferritina, la capacità totale di legare il ferro (TIBC) e la saturazione della transferrina, per ottenere un quadro completo.

Sodiemia

La sodiemia è un termine medico che si riferisce alla concentrazione di sodio nel sangue. Il sodio è un elettrolita essenziale per il corretto funzionamento del corpo ed è coinvolto nella regolazione dell'equilibrio idrico, nella pressione sanguigna e nella funzione muscolare e nervosa.

La sodiemia viene misurata tramite un esame di laboratorio chiamato sodio ematico o sodio sierico. I valori normali della sodiemia possono variare leggermente a seconda del laboratorio e del metodo di misurazione utilizzato, ma in generale, i range di riferimento comuni per la sodiemia sono:

- Range normale: 135-145 mEq/L o mmol/L

Quando i livelli di sodio nel sangue sono inferiori a 135 mEq/L, si parla di iponatremia, mentre quando sono superiori a 145 mEq/L, si parla di ipernatremia.

L'iponatremia può essere causata da diverse condizioni, tra cui disidratazione, insufficienza renale, sindrome da inappropriata secrezione dell'ormone antidiuretico (SIADH), insufficienza cardiaca congestizia, insufficienza epatica, uso di alcuni farmaci eccessiva perdita di sodio attraverso sudorazione eccessiva, diarrea o vomito. I sintomi dell'iponatremia possono includere affaticamento, debolezza, nausea, confusione mentale, convulsioni e in casi gravi, coma.

L'ipernatremia, d'altra parte, può essere causata da disidratazione grave, diabete insipido, uso di farmaci che possono influenzare il bilancio del sodio, eccessiva assunzione di sodio o perdita eccessiva di acqua. I sintomi dell'ipernatremia possono includere sete eccessiva, secchezza delle mucose, confusione, irritabilità, convulsioni e in casi gravi, coma.

Il trattamento della sodiemia dipende dalla causa sottostante. Nell'iponatremia, può essere necessario correggere l'equilibrio idrico e aumentare l'assunzione di sodio. Nell'ipernatremia, può essere necessario ripristinare l'equilibrio idrico e ridurre l'assunzione di sodio.

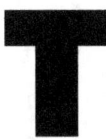

TBG

TBG, acronimo di Thyroxine-Binding Globulin, è una globulina legante della tiroxina (T4) presente nel sangue. La TBG è prodotta nel fegato e svolge un ruolo importante nel trasporto degli ormoni tiroidei nel corpo.

La sua principale funzione è quella di legare la tiroxina (T4) circolante nel sangue, rendendola disponibile per l'assorbimento e l'utilizzo da parte dei tessuti periferici. La TBG forma un complesso con la T4, che impedisce la sua rapida eliminazione dai reni e prolunga la sua emivita nel sangue.

I livelli di TBG nel sangue possono essere influenzati da vari fattori, tra cui le condizioni ormonali, la gravidanza, l'uso di contraccettivi orali, le malattie epatiche e alcune condizioni genetiche. Cambiamenti nei livelli di TBG possono influire sulla disponibilità degli ormoni tiroidei per i tessuti, potendo alterare i risultati dei test della funzione tiroidea.

La misurazione dei livelli di TBG può essere richiesta come parte di un panello diagnostico per valutare la funzione tiroidea o per indagare su disturbi specifici legati alla produzione o alla funzione della TBG.

Testosterone

Il testosterone è un ormone sessuale principalmente prodotto nei testicoli negli uomini e nelle ovaie nelle donne, sebbene sia presente in quantità minori anche nelle ghiandole surrenali di entrambi i sessi. È responsabile dello sviluppo e del mantenimento delle caratteristiche sessuali maschili.

Un esame di testosterone misura i livelli di questo ormone nel sangue. I valori di testosterone possono variare a seconda del sesso, dell'età e di altri fattori.

Negli uomini, il testosterone svolge un ruolo importante nella produzione degli spermatozoi, nella regolazione della libido, nella densità ossea, nella distribuzione dei grassi e nella crescita muscolare. Livelli bassi di testosterone possono essere associati a condizioni come l'ipogonadismo, che può causare sintomi come ridotta libido, affaticamento, depressione e diminuzione della massa muscolare.

Nelle donne, il testosterone è coinvolto nel mantenimento del benessere generale, nella regolazione del desiderio sessuale e nella funzione muscolare. Livelli anormalmente alti di testosterone nelle donne possono essere associati a condizioni come la sindrome dell'ovaio policistico (PCOS), mentre livelli bassi possono verificarsi in situazioni come l'insufficienza ovarica.

Tetano IgG-IgM

Il tetano IgG e IgM sono anticorpi specifici prodotti dal sistema immunitario in risposta all'infezione da Clostridium tetani, il batterio responsabile del tetano. Questi anticorpi sono misurati attraverso un test di laboratorio chiamato dosaggio degli anticorpi anti-tetano.

Gli anticorpi IgG sono presenti nel sangue in modo continuo e offrono protezione a lungo termine contro il tetano. Sono prodotti dopo l'esposizione al batterio C. tetani o dopo la vaccinazione contro il tetano. La presenza di anticorpi IgG anti-tetano nel sangue indica una protezione immunitaria verso il tetano.

Gli anticorpi IgM, invece, sono prodotti in risposta all'infezione acuta da C. tetani o dopo una recente vaccinazione. Sono considerati un indicatore di un'infezione recente o di un'immunità acquisita di recente.

Il dosaggio degli anticorpi anti-tetano viene generalmente utilizzato per valutare lo stato immunitario di un individuo rispetto al tetano. I livelli di anticorpi IgG e IgM possono essere misurati per verificare l'efficacia della vaccinazione o per valutare il rischio di contrarre il tetano in determinate situazioni.

Tireoglobulina

La tireoglobulina (TG) è una proteina prodotta dalla tiroide. È coinvolta nella sintesi degli ormoni tiroidei, la tiroxina (T4) e la triiodotironina (T3). La tireoglobulina viene prodotta all'interno delle cellule tiroidee e rilasciata nel flusso sanguigno.

Il test della tireoglobulina viene utilizzato principalmente nel monitoraggio e nella gestione del cancro alla tiroide, soprattutto dopo un intervento chirurgico per la rimozione della tiroide (tiroidectomia) o come parte di un follow-up dopo il trattamento del cancro alla tiroide. La tireoglobulina può essere utilizzata come marcatore tumorale per rilevare la presenza o il ritorno del cancro alla tiroide, soprattutto nelle persone che hanno subito una tiroidectomia totale.

I livelli di tireoglobulina possono variare a seconda del laboratorio e del metodo di misurazione utilizzato. Dopo una tiroidectomia totale e la soppressione dell'ormone tireostimolante (TSH), i livelli di tireoglobulina dovrebbero essere indosabili o molto bassi. Un aumento significativo dei livelli di tireoglobulina nel sangue può indicare una ricaduta del cancro alla tiroide o la presenza di tessuto tiroideo residuo.

Toxo IgG

Il test Toxo IgG è un esame di laboratorio che misura la presenza di anticorpi di classe IgG specifici per il Toxoplasma gondii nel sangue. Il Toxoplasma gondii è un parassita responsabile della toxoplasmosi, una malattia causata dall'infezione da questo parassita.

La presenza di anticorpi IgG nel sangue indica un'infezione passata o una risposta immunitaria precedente all'esposizione al Toxoplasma gondii. Questo può indicare che il paziente ha sviluppato un'immunità nei confronti del parassita dopo un'infezione precedente. In genere, una positività per gli anticorpi IgG al Toxoplasma gondii indica che il paziente è immune all'infezione e non ha bisogno di un trattamento immediato, a meno che non sia coinvolta una gravidanza o ci siano altre condizioni cliniche che richiedano ulteriori valutazioni.

È importante sottolineare che un test Toxo IgG positivo da solo non fornisce informazioni sulla fase attiva dell'infezione o sulla presenza di infezione recente. Per confermare un'infezione attiva o recente, potrebbe essere necessario eseguire un altro test, come il test Toxo IgM, che misura gli anticorpi di classe IgM specifici per il Toxoplasma gondii.

Toxo IgG

Il test Toxo IgM è un esame di laboratorio che misura la presenza di anticorpi di classe IgM specifici per il Toxoplasma gondii nel sangue. Il Toxoplasma gondii è un parassita responsabile della toxoplasmosi, una malattia causata dall'infezione da questo parassita.

La presenza di anticorpi IgM nel sangue indica generalmente un'infezione attiva o recente da Toxoplasma gondii. Gli anticorpi IgM sono prodotti nelle prime fasi dell'infezione e possono persistere per un breve periodo di tempo. Un test Toxo IgM positivo può suggerire una recente esposizione al parassita e la presenza di un'infezione attiva.

Tuttavia, è importante notare che un test Toxo IgM positivo da solo non è sufficiente per diagnosticare l'infezione da Toxoplasma gondii. Il test IgM può fornire informazioni sullo stato immunitario attuale, ma non è specifico per una fase particolare dell'infezione. Pertanto, è spesso necessario eseguire ulteriori test, come il test Toxo IgG o il dosaggio della PCR (Reazione a Catena della Polimerasi), per confermare la diagnosi e ottenere una valutazione completa dell'infezione.

TPHA (Treponema Pallidum)

Il test TPHA (Treponema Pallidum Hemagglutination Assay) è un test di laboratorio utilizzato per la diagnosi dell'infezione da Treponema pallidum, il batterio responsabile della sifilide. Il test TPHA rileva la presenza di anticorpi nel sangue che sono specifici per il Treponema pallidum.

Il test TPHA è un test di conferma che viene solitamente eseguito dopo un risultato positivo al test di screening per la sifilide, come il test VDRL (Venereal Disease Research Laboratory) o il test RPR (Rapid Plasma Reagin). Se il test di screening risulta positivo, viene eseguito il test TPHA per confermare l'infezione.

Il test TPHA è altamente sensibile e specifico per la sifilide, ma può dare risultati falsi positivi in alcune situazioni. È importante quindi che i risultati del test TPHA vengano valutati da un medico specializzato, come un medico infettivologo o un dermatologo, insieme alla storia medica del paziente, ai sintomi, all'esame obiettivo e ad altri test di laboratorio.

Inoltre, è importante notare che il test TPHA può rimanere positivo anche dopo il trattamento efficace dell'infezione da sifilide. Pertanto, il test TPHA non può essere utilizzato per monitorare la risposta al trattamento o per determinare la guarigione dall'infezione. In tali casi, possono essere utilizzati altri test, come il test FTA-ABS (Fluorescent Treponemal Antibody Absorption), per valutare la risposta al trattamento e confermare la guarigione.

Transferrinemia (Transferrina)

La transferrinemia è una condizione che riguarda i livelli di transferrina nel sangue. La transferrina è una proteina prodotta dal fegato che svolge un ruolo importante nel trasporto del ferro nel corpo. Il ferro è essenziale per molte funzioni biologiche, inclusa la formazione dell'emoglobina, il componente dei globuli rossi che trasporta l'ossigeno.

I livelli di transferrina nel sangue possono essere influenzati da vari fattori, tra cui la disponibilità di ferro nel corpo e l'attività del sistema di regolazione del ferro. La valutazione della transferrinemia può aiutare a identificare eventuali anomalie nel trasporto del ferro nel corpo.

I valori normali di transferrina possono variare a seconda del laboratorio e del metodo di misurazione utilizzato. Tuttavia, di seguito sono riportati i range di riferimento generali:

- Range normale: solitamente tra 200 e 360 mg/dL.

Alcune delle condizioni che possono influenzare i livelli di transferrina includono:

1. Carenza di ferro: una diminuzione dei livelli di transferrina può essere osservata in caso di carenza di ferro, poiché il corpo cerca di aumentare la disponibilità di ferro per compensare la mancanza.

2. Sovraccarico di ferro: un aumento dei livelli di transferrina può essere osservato in caso di sovraccarico di ferro, come nella emocromatosi ereditaria o nell'eccessivo accumulo di ferro dovuto a trasfusioni frequenti o malattie emolitiche.

3. Malattie epatiche: condizioni che colpiscono il fegato, come epatite, cirrosi o insufficienza epatica, possono influenzare i livelli di transferrina.

4. Malattie infiammatorie: alcune malattie infiammatorie croniche, come l'artrite reumatoide o l'infiammazione sistemica, possono alterare i livelli di transferrina.

5. Malattie genetiche: alcune malattie genetiche rare, come l'ipoplasia congenita dell'eritropoiesi o la sindrome di Aceruloplasminemia, possono causare anomalie nei livelli di transferrina.

Tuttavia, è importante sottolineare che l'interpretazione dei livelli di transferrina deve essere correlata al contesto clinico e ad altri esami diagnostici. Una valutazione completa, compresa la valutazione dei livelli di ferro sierico, della ferritina e di altri parametri correlati, è necessaria per ottenere una diagnosi accurata e determinare il trattamento appropriato.

Transglutaminasi

La transglutaminasi è un enzima presente nel corpo umano che catalizza la formazione di legami crociati tra le proteine. Esistono diversi tipi di transglutaminasi nel corpo, ma il termine "transglutaminasi" comunemente si riferisce alla transglutaminasi tissutale (TG2). La transglutaminasi tissutale è coinvolta in diversi processi biologici, inclusa la formazione di croste nelle ferite, la coagulazione del sangue e la matrice extracellulare.

Tuttavia, quando si parla di transglutaminasi nel contesto medico, ci si riferisce spesso alla transglutaminasi tissutale coinvolta nella malattia celiaca. Nella malattia celiaca, il sistema immunitario reagisce in modo anomalo al glutine, una proteina presente nel grano, segnalandolo come una sostanza estranea e scatenando una risposta infiammatoria nell'intestino tenue. La presenza di autoanticorpi, come gli anticorpi anti-transglutaminasi tissutale (anti-TG2), è un indicatore utile per la diagnosi della malattia celiaca.

Il test degli anticorpi anti-transglutaminasi tissutale (anti-TG2) viene utilizzato per rilevare la presenza di questi anticorpi nel sangue. Un risultato positivo indica la possibile presenza di malattia celiaca, ma la diagnosi definitiva richiede spesso una combinazione di test sierologici, biopsie intestinali e valutazione clinica. I livelli di anticorpi anti-TG2 possono essere utilizzati anche per monitorare la risposta alla dieta senza glutine, che è il trattamento principale per la malattia celiaca.

È importante notare che gli anticorpi anti-TG2 possono essere presenti anche in altre condizioni autoimmuni o in persone senza malattia celiaca. Pertanto, il test degli anticorpi anti-TG2 deve essere interpretato in combinazione con la storia clinica del paziente, i sintomi, altri test di laboratorio e, se necessario, la valutazione di uno specialista gastroenterologo o immunologo.

La gestione della malattia celiaca coinvolge l'adozione di una dieta senza glutine rigorosa, che richiede l'eliminazione completa del glutine dalla dieta. Ciò comporta l'evitare di consumare alimenti a base di grano, segale, orzo e triticale, oltre a verificare l'assenza di contaminazioni da glutine in altri alimenti o prodotti. In alcuni casi, possono essere prescritti farmaci per gestire i sintomi o le complicanze associate alla malattia celiaca. Un dietista specializzato nella gestione della malattia celiaca può fornire un supporto prezioso nella pianificazione di una dieta adeguata e nella gestione della condizione.

Troponina

La troponina è una proteina presente nel muscolo cardiaco (miocardio) e svolge un ruolo cruciale nella contrazione muscolare. È composta da tre subunità: la troponina T (TnT), la troponina I (TnI) e la troponina C (TnC).

Nel contesto clinico, il dosaggio della troponina viene ampiamente utilizzato come marcatore sensibile e specifico per valutare i danni al muscolo cardiaco. Durante un attacco di cuore (infarto del miocardio), le cellule del muscolo cardiaco vengono danneggiate e rilasciano troponina nel flusso sanguigno. Il dosaggio della troponina nel sangue consente quindi di identificare la presenza e l'estensione di un infarto del miocardio.

I livelli di troponina iniziano ad aumentare entro poche ore dall'inizio dell'infarto e raggiungono un picco entro 12-24 ore. Rimangono elevati per diversi giorni e poi diminuiscono gradualmente. La misurazione sequenziale dei livelli di troponina nel sangue può fornire informazioni importanti sul danno cardiaco e sulla risposta al trattamento.

La troponina viene anche utilizzata per la diagnosi di altre condizioni cardiache, come l'angina instabile, la pericardite acuta e le lesioni cardiache dopo interventi chirurgici. Inoltre, viene spesso utilizzata per valutare il rischio di eventi cardiaci futuri in pazienti con malattia coronarica stabile o sindrome coronarica acuta.

TSH

TSH è l'abbreviazione di "ormone tireostimolante" (Thyroid Stimulating Hormone in inglese). L'ormone tireostimolante è prodotto dalla ghiandola pituitaria, una ghiandola situata nella base del cervello, ed è responsabile della regolazione della produzione degli ormoni tiroidei.

Il test TSH misura la concentrazione di ormone tireostimolante nel sangue. Il TSH è un indicatore sensibile della funzione tiroidea. Quando i livelli degli ormoni tiroidei T3 e T4 sono bassi nel sangue, la ghiandola pituitaria aumenta la produzione di TSH per stimolare la tiroide a produrre e rilasciare più ormoni tiroidei. Al contrario, se i livelli di T3 e T4 sono alti, la ghiandola pituitaria diminuisce la produzione di TSH per ridurre la stimolazione sulla tiroide.

I valori di riferimento per il TSH possono variare leggermente da un laboratorio all'altro, ma generalmente si situano nell'intervallo di 0,4-4,0 mIU/L (milli-international units per litro). Tuttavia, alcuni laboratori utilizzano range di riferimento più specifici in base alle popolazioni locali o a specifiche condizioni mediche.

Un TSH elevato può indicare una funzione tiroidea ridotta (ipotiroidismo), mentre un TSH basso può indicare un'eccessiva produzione di ormoni tiroidei (ipertiroidismo). Tuttavia, la valutazione dei risultati del test TSH richiede una valutazione clinica completa da parte di un medico o di un endocrinologo, considerando anche i livelli degli ormoni tiroidei T3 e T4 e i sintomi del paziente.

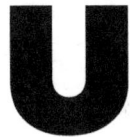

Uremia

L'uricemia è un esame di laboratorio che misura la concentrazione di acido urico nel sangue. L'acido urico è un prodotto di scarto del metabolismo delle purine, che sono sostanze presenti naturalmente nel nostro corpo e in alcuni alimenti.

L'uricemia è spesso associata alla gotta, una forma di artrite causata dalla formazione di cristalli di acido urico nelle articolazioni. Tuttavia, livelli elevati di acido urico nel sangue possono anche essere presenti in altre condizioni, come l'iperuricemia asintomatica, l'insufficienza renale, l'ipertensione, l'obesità e alcune malattie metaboliche.

I valori di riferimento per l'uricemia possono variare leggermente a seconda del laboratorio e del metodo di misurazione utilizzato. In generale, i range di riferimento comuni per l'uricemia sono:

- Uomini: 3.4-7.0 mg/dL (202-416 µmol/L)

- Donne: 2.4-6.0 mg/dL (143-357 µmol/L)

Tuttavia, è importante notare che livelli elevati di acido urico nel sangue non significano necessariamente la presenza di sintomi o di una malattia. Alcune persone possono avere livelli di acido urico più elevati senza sviluppare la gotta o altre complicazioni.

Se i livelli di acido urico sono costantemente elevati e sono presenti sintomi come dolore e infiammazione articolare, può essere necessario un ulteriore approfondimento clinico per diagnosticare e gestire la condizione sottostante.

La gestione dell'uricemia dipende dalla causa e dalla presenza di sintomi. Ciò può includere modifiche dello stile di vita come la riduzione dell'assunzione di alimenti ricchi di purine, l'aumento dell'assunzione di liquidi, la perdita di peso (se necessario), l'evitamento di alcol e il trattamento farmacologico per ridurre i livelli di acido urico nel sangue.

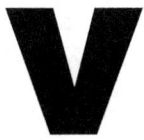

VDRL

Il test VDRL (Venereal Disease Research Laboratory) è un test di laboratorio utilizzato per lo screening e la diagnosi della sifilide, una malattia sessualmente trasmissibile causata dal batterio Treponema pallidum.

Il test VDRL è un test non specifico che rileva la presenza di anticorpi non treponemici, cioè anticorpi prodotti in risposta all'infezione da sifilide. Il test misura la capacità degli anticorpi nel campione di sangue di reagire con un antigene non treponemico specifico utilizzato nel test. Il risultato del test viene valutato in base alla presenza di agglutinazione (aggregazione) delle particelle nel campione di sangue.

Tuttavia, è importante notare che il test VDRL può dare risultati falsi positivi o falsi negativi. I risultati falsi positivi possono essere causati da diverse condizioni, come infezioni virali, altre malattie autoimmuni o altre malattie sessualmente trasmissibili. I risultati falsi negativi possono verificarsi nelle prime fasi dell'infezione o se il paziente è sottoposto a terapia antibiotica per la sifilide.

Se il test VDRL risulta positivo, è necessario confermare il risultato con ulteriori test specifici per la sifilide, come il test TPHA (Treponema Pallidum Hemagglutination Assay) o il test FTA-ABS (Fluorescent Treponemal Antibody Absorption). Questi test sono più specifici per la sifilide e possono aiutare a confermare la diagnosi.

La gestione della sifilide, inclusa la conferma della diagnosi e il trattamento, deve essere effettuata da un medico specializzato in malattie sessualmente trasmissibili, in base alle linee guida e alle prassi cliniche appropriate. È importante discutere i risultati del test VDRL con un medico per una valutazione accurata e una gestione adeguata dell'infezione.

VES

La VES (velocità di eritrosedimentazione) o tasso di sedimentazione degli eritrociti (TSR) è un esame di laboratorio che misura la velocità con cui i globuli rossi si depositano in un tubo di prova non coagulato durante un certo periodo di tempo. È un indicatore aspecifico di infiammazione o infezione nel corpo.

Durante un processo infiammatorio, l'aumento di proteine e altre sostanze nel sangue può causare una maggiore aggregazione degli eritrociti, portando a un aumento della velocità di sedimentazione. Tuttavia, la VES può essere influenzata da molteplici fattori, tra cui l'età, il sesso, la presenza di altre condizioni mediche e l'assunzione di farmaci.

I valori di riferimento per la VES possono variare in base all'età, al sesso e al metodo di misurazione utilizzato nel laboratorio specifico. In generale, i range di riferimento per la VES sono:

- Uomini sotto i 50 anni: 0-15 mm/h

- Donne sotto i 50 anni: 0-20 mm/h

- Uomini sopra i 50 anni: 0-20 mm/h

- Donne sopra i 50 anni: 0-30 mm/h

Tuttavia, è importante sottolineare che la VES da sola non fornisce una diagnosi specifica. I risultati della VES devono essere interpretati insieme ad altri esami diagnostici e alle informazioni cliniche per ottenere una valutazione accurata della condizione del paziente.

Vitamina B12

La vitamina B12, nota anche come cobalamina, è una vitamina idrosolubile che svolge un ruolo importante nel funzionamento del sistema nervoso, nella formazione dei globuli rossi e nella sintesi del DNA. La vitamina B12 viene assorbita dall'intestino tenue e viene immagazzinata principalmente nel fegato.

Il test della vitamina B12 viene utilizzato per valutare i livelli di questa vitamina nel sangue. Livelli bassi di vitamina B12 possono indicare una carenza di questa vitamina, che può essere causata da una dieta povera di alimenti contenenti vitamina B12, da problemi di assorbimento dell'intestino o da condizioni mediche specifiche, come l'anemia perniciosa.

I valori di riferimento per la vitamina B12 possono variare a seconda del laboratorio e del metodo di misurazione utilizzato. In generale, i livelli normali di vitamina B12 nel sangue sono compresi tra 200 e 900 pg/mL (picogrammi per millilitro).

La valutazione dei risultati del test della vitamina B12 deve essere effettuata da un medico specializzato, come un medico di medicina generale o un ematologo, che considererà anche la storia medica del paziente, i sintomi, i risultati di altri test di laboratorio e il contesto clinico per formulare una diagnosi accurata e un piano di trattamento appropriato per la carenza di vitamina B12, se presente.

Vitamina D3

La vitamina D3, nota anche come colecalciferolo, è una forma di vitamina D presente nel corpo umano. La vitamina D3 può essere sintetizzata nella pelle attraverso l'esposizione alla luce solare o assunta tramite alcuni alimenti o integratori.

La vitamina D3 svolge un ruolo essenziale nel regolare l'assorbimento di calcio e fosforo nell'intestino e nella promozione della mineralizzazione ossea. Inoltre, la vitamina D3 è coinvolta nella regolazione del sistema immunitario, nella modulazione dell'infiammazione e in numerosi altri processi fisiologici.

I livelli di vitamina D3 nel sangue possono essere misurati attraverso un test chiamato 25-idrossivitamina D3 (25(OH)D3). Questo test viene utilizzato per valutare lo stato di vitamina D nel corpo. I valori di riferimento possono variare leggermente a seconda del laboratorio che esegue il test, ma di solito si considera che un livello di 25(OH)D3 inferiore a 20 ng/mL (nanogrammi per millilitro) sia indicativo di carenza di vitamina D, mentre un livello superiore a 30 ng/mL è considerato adeguato.

Una carenza di vitamina D3 può essere associata a diverse condizioni, tra cui rachitismo nei bambini e osteomalacia negli adulti, entrambe caratterizzate da una debolezza e una fragilità ossea. La carenza di vitamina D3 può essere trattata con integratori di vitamina D3 e aumentando l'esposizione alla luce solare. Tuttavia, è importante consultare un medico prima di iniziare qualsiasi tipo di integrazione o trattamento.

D'altro canto, livelli eccessivamente elevati di vitamina D3 nel sangue possono essere associati a ipervitaminosi D, che può causare ipercalcemia (livelli elevati di calcio nel sangue) e altri disturbi. Pertanto, è importante mantenere un equilibrio appropriato e monitorare i livelli di vitamina D3 con il supporto di un professionista sanitario qualificato.

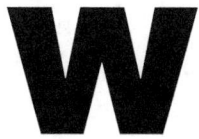

Waaler Rose

Il test di Waaler-Rose, chiamato anche test di agglutinazione dell'anticorpo anti-globuli rossi di pecora (SRBC), è un test immunologico utilizzato per rilevare la presenza di reumatismo o di alcune malattie autoimmuni, in particolare l'artrite reumatoide.

Il test di Waaler-Rose si basa sulla capacità di alcuni pazienti affetti da artrite reumatoide di produrre anticorpi che reagiscono con gli antigeni presenti sulla superficie dei globuli rossi di pecora. Nel test, viene miscelato il siero del paziente con i globuli rossi di pecora e, se sono presenti anticorpi anti-globuli rossi di pecora nel siero, si verificherà una reazione di agglutinazione visibile. La formazione di agglutinati indica un risultato positivo al test di Waaler-Rose.

Tuttavia, è importante notare che il test di Waaler-Rose non è specifico per l'artrite reumatoide e può dare risultati positivi anche in altre malattie autoimmuni o in persone sane. Pertanto, il test di Waaler-Rose è stato in gran parte sostituito da test più specifici per l'artrite reumatoide, come il test dei fattori reumatoidi (RF) e il test per gli anticorpi anti-peptidi ciclici citrullinati (anti-CCP).

L'interpretazione dei risultati del test di Waaler-Rose richiede una valutazione clinica completa e può essere utilizzata come parte di una valutazione più ampia per il sospetto di artrite reumatoide o di altre malattie autoimmuni. È importante consultare un medico o un reumatologo per una valutazione accurata e una corretta interpretazione dei risultati dei test immunologici.

Widal-Wright

Il test di Widal-Wright, chiamato anche test di agglutinazione dei sieri, è un test immunologico utilizzato per la diagnosi di alcune malattie infettive, in particolare la febbre tifoide e la paratifoide. Queste malattie sono causate da ceppi di batteri del genere Salmonella, tra cui Salmonella typhi e Salmonella paratyphi.

Il test di Widal-Wright si basa sulla capacità del siero di una persona infetta di reagire con particolari antigeni presenti sulla superficie dei batteri Salmonella. Nel test, si mescolano campioni di siero del paziente con particelle di particolari ceppi di batteri Salmonella, che contengono gli antigeni di interesse. Se sono presenti anticorpi specifici nel siero del paziente, si verificherà una reazione di agglutinazione visibile, cioè una formazione di ammassi o grumi.

I risultati del test di Widal-Wright vengono valutati in base alla presenza di agglutinazione e alla titolazione degli anticorpi. Una titolazione crescente degli anticorpi nel corso del tempo può indicare un'infezione attiva o una recente esposizione al batterio.

Tuttavia, è importante notare che il test di Widal-Wright può dare risultati falsi positivi o falsi negativi e richiede una corretta interpretazione clinica. È spesso utilizzato come parte di un quadro clinico più ampio che include sintomi, storia medica, altri esami di laboratorio e valutazione clinica.

È fondamentale consultare un medico o un professionista sanitario per una corretta valutazione dei sintomi, la richiesta dei test appropriati e l'interpretazione dei risultati.

1...

17 beta estradiolo (E2)

Il 17-beta-estradiolo (E2) è un ormone steroideo appartenente al gruppo degli estrogeni. È la forma più attiva di estrogeno nel corpo umano ed è prodotto principalmente dalle ovaie nelle donne e, in misura minore, dai testicoli negli uomini.

L'estradiolo svolge un ruolo chiave nel sistema riproduttivo femminile, influenzando la crescita e lo sviluppo degli organi sessuali, la regolazione del ciclo mestruale e la preparazione dell'utero per la gravidanza. Ha anche effetti su altri sistemi del corpo, come il sistema osseo, il sistema cardiovascolare e il sistema nervoso.

Il dosaggio del 17-beta-estradiolo può essere utilizzato per valutare l'equilibrio degli estrogeni nel corpo e monitorare la funzione ovarica nelle donne, specialmente durante la menopausa. Può essere utile anche nella diagnosi e nel monitoraggio di alcune condizioni mediche, come i disturbi ormonali, l'infertilità, i tumori estrogeno-sensibili e le malattie osteoporotiche.

È importante notare che i livelli di estradiolo possono variare in base all'età, al ciclo mestruale nelle donne e ad altri fattori influenzanti come la gravidanza, l'assunzione di farmaci ormonali e le condizioni di salute generali. Pertanto, la valutazione dei risultati del 17-beta-estradiolo richiede una valutazione clinica completa e l'interpretazione di un medico o di un professionista sanitario esperto nel campo dell'endocrinologia o della ginecologia.

Si raccomanda di consultare un medico per interpretare correttamente i risultati del 17-beta-estradiolo e valutare la loro rilevanza clinica. Il medico prenderà in considerazione anche altri fattori, come i sintomi, la storia medica e altri esami correlati, per formulare una diagnosi appropriata e stabilire un piano di trattamento adeguato.